常见病中医治疗与康复

CHANGJIANBING ZHONGYI ZHILIAO YU KANGFU

主编 刘文娜 刘亚楠 王 磊 彭章胜

U0246348

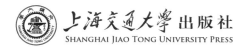

上海交通大学出版社

SHANGHAI JIAO TONG UNIVERSITY PRESS

内容提要

本书详细讲解了临床心脑系病证、肾系病证、气血津液病证、肢体经络病证治疗内容，包括疾病概念、病因、病机、辨证论治、选方用药、转归及预后等，并且简要叙述了临床常见病证的康复治疗。本书结构层次清楚，资料翔实，简明实用，适合中医临床与教学工作者阅读。

图书在版编目（CIP）数据

常见病中医治疗与康复 / 刘文娜等主编. --上海 ：
上海交通大学出版社，2023.12
 ISBN 978-7-313-29394-7

Ⅰ．①常… Ⅱ．①刘… Ⅲ．①常见病－中医治疗法②
常见病－中医学－康复医学 Ⅳ．①R24

中国国家版本馆CIP数据核字（2023）第168216号

常见病中医治疗与康复
CHANGJIANBING ZHONGYI ZHILIAO YU KANGFU

主　　编：刘文娜　刘亚楠　王　磊　彭章胜
出版发行：上海交通大学出版社　　　　　　　　地　　址：上海市番禺路951号
邮政编码：200030　　　　　　　　　　　　　　电　　话：021-64071208
印　　制：广东虎彩云印刷有限公司
开　　本：710mm×1000mm 1/16　　　　　　经　　销：全国新华书店
字　　数：204千字　　　　　　　　　　　　　印　　张：11.75
版　　次：2023年12月第1版　　　　　　　　　插　　页：2
书　　号：ISBN 978-7-313-29394-7　　　　　　印　　次：2023年12月第1次印刷
定　　价：198.00元

编委会

◎ **主　编**

刘文娜　刘亚楠　王　磊　彭章胜

◎ **副主编**

姜丽花　邓甜甜　王怀昌　王泽熙

◎ **编　委**（按姓氏笔画排序）

王　磊（山东省淄博市第四人民医院）

王怀昌（山西省长治市中医研究所附属医院）

王泽熙（河北省儿童医院）

邓甜甜（江苏省徐州矿务集团总医院）

刘文娜（山东省济南市第五人民医院）

刘亚楠（山东省滕州市中医医院）

宋思鹏（山东省淄博市中医医院/柳泉院区）

张作雯（山东省日照市莒县中医医院）

胡善智（山东省日照市中医医院）

柯珊红（湖北省黄石市中心医院）

姜丽花（山东省东营大明中医医院）

彭章胜（湖北省荆州市沙市区妇幼保健院）

　　中医学是研究人体生理、病理,以及疾病的诊断、防治、保健的一门学科,有着数千年的悠久历史,是我国古代人民同疾病作斗争的经验积累和理论升华,是中华民族文化遗产之一。中医学说以阴阳五行为基础,包涵阴阳学说、五行学说、藏象学说、经络学说等内容。中医理论强调整体观念和辨证论治,这一基础理论指导着中医实践,具有"简、便、验、廉"等优势,在几千年的临床应用中卓有成效,造就了历代无数中医药名家及传世之作。相较于具有悠久历史的中医学,康复医学是一门新兴的学科,与预防医学、保健医学、临床医学并称为"四大医学",旨在消除和减轻患者的功能障碍,弥补和重建患者的功能缺失。为紧跟时代步伐,满足人们对中医治疗及康复治疗日益增长的需求,我们特组织编写了《常见病中医治疗与康复》一书。

　　本书的编写始终秉承融会古今、寓简于繁的宗旨,重点突出中医特色,详细讲解了临床心脑系病证、肾系病证、气血津液病证、肢体经络病证治疗内容,包括疾病概念、病因、病机、辨证论治、选方用药、转归预后等,并且简要叙述了临床常见病证的康复治疗,突出中医药在疾病康复过程中的特色。本书结构层次清楚,资料翔实,简明实用,体现了严谨科学、与时俱进的创新性,紧密结合临床实践的实用性,把握学科进展和诊治水平的先进性等特点。既继承了历代医家的学术思想和临床经验,同时又汲取了现代中医在理论与实践方面的新成就、新进展、新技术,可为中医临床与教学工作者了解信息、汲取经验、开阔思路提供有益的借鉴。

本书从酝酿筹备、制订大纲、写出样稿、完成初稿到统审定稿，历时数月。编者群体以高度的事业心、责任心以及传承、求实、创新的精神编成本书。谨希望本书的出版，能对提高临床诊治水平、繁荣中医学术起到积极的作用。然而，由于编者知识和经验的局限，难免杂陈有不当之论，恳望广大中医同道对谬误之处提出宝贵意见，我们将进行修订完善，努力使之成为精品之作。

《常见病中医治疗与康复》编委会
2023 年 2 月

Contents 目录

第一章　心脑系病证 …………………………………………………… （1）

　　第一节　不寐 ………………………………………………………… （1）

　　第二节　健忘 ………………………………………………………… （4）

　　第三节　痴呆 ………………………………………………………… （8）

　　第四节　眩晕 ……………………………………………………… （15）

第二章　肾系病证 ……………………………………………………… （26）

　　第一节　水肿 ……………………………………………………… （26）

　　第二节　淋证 ……………………………………………………… （30）

　　第三节　癃闭 ……………………………………………………… （35）

　　第四节　阳痿 ……………………………………………………… （38）

第三章　气血津液病证 ………………………………………………… （46）

　　第一节　消渴 ……………………………………………………… （46）

　　第二节　虚劳 ……………………………………………………… （84）

　　第三节　血证 ……………………………………………………… （94）

　　第四节　痰饮 …………………………………………………… （109）

第四章　肢体经络病证 ………………………………………………… （118）

　　第一节　痹病 …………………………………………………… （118）

　　第二节　痿病 …………………………………………………… （122）

　　第三节　痉证 …………………………………………………… （125）

　　第四节　麻木 …………………………………………………… （136）

第五章　临床常见病证的康复治疗 ……………………………………（142）

　　第一节　脑卒中 ……………………………………………………（142）

　　第二节　脑性瘫痪 …………………………………………………（147）

　　第三节　冠心病 ……………………………………………………（152）

　　第四节　高血压 ……………………………………………………（155）

　　第五节　慢性阻塞性肺疾病 ………………………………………（158）

　　第六节　腰椎间盘突出症 …………………………………………（165）

参考文献 ………………………………………………………………（182）

第一章 心脑系病证

第一节 不 寐

不寐,即一般所谓"失眠",古代文献中亦有称为"不得卧"或"不得眠"者,是以经常不易入寐为特征的一种病证。不寐的证情不一,有初就寝即难以入寐;有寐而易醒,醒后不能再寐;亦有时寐时醒,寐而不稳,甚至整夜不能入寐等。

不寐的原因很多,如思虑劳倦,内伤心脾;阳不交阴,心肾不交;阴虚火旺,肝阳扰动;心胆气虚以及胃中不和等,均可影响心神而导致不寐。张景岳将其概括为"有邪"与"无邪"二类。他说:"寐本乎阴,神其主也。神安则寐,神不安则不寐;其所以不安者,一由邪气之扰,一由营气之不足耳。有邪者多实,无邪者皆虚。"张氏所称的"有邪""无邪",主要是指由于机体内在气血、精神、脏腑功能的失调,或痰热的影响而言。因此,不寐的治疗原则,应着重在内脏的调治,如调补心脾、滋阴降火、益气宁神、和胃化痰等。

本病常兼见头晕、头痛、心悸、健忘,以及精神异常等证。凡以不寐为主证的为本节讨论范围,其并见于其他疾病过程中的不寐则从略。

一、病因、病机

(1)思虑劳倦,伤及心脾,心伤则阴血暗耗,神不守舍,脾伤则无以生化精微,血虚难复,不能上奉于心,致心神不安,而成不寐。正如张景岳所说:"劳倦思虑太过者,必致血液耗亡,神魂无主,所以不眠。"《类证治裁》也说:"思虑伤脾,脾血亏损,经年不寐。"可见心脾不足而致失眠的,关键在于血虚。所以失血不复、妇人产后、久病虚弱,以及老人的不寐,大都与血虚有关。

(2)禀赋不足,房劳过度,或久病之人,肾阴耗伤,不能上承于心,水不济火,

1

则心阳独亢；或五志过极，心火内炽，不能下交于肾，故肾阴虚则志伤，心火盛则神动，心肾失交而神志不宁，因而不寐。正如徐东皋所说："有因肾水不足，真阴不升，而心火独亢，不得眠者。"《金匮要略》所举的"虚烦不得眠"，当亦属于此类。此外，也有肝肾阴虚，肝阳偏盛，相火上亢，心君受扰，神魂不安于宅而致不寐者。

（3）心胆虚怯，遇事易惊，神魂不安，亦能导致不寐。形成心胆虚怯的原因有二：一为体质柔弱，心胆素虚，善惊易恐，夜寐不安，如《沈氏尊生书》所说，"心胆俱怯，触事易惊，睡梦纷纭，虚烦不寐"；一为暴受惊骇，情绪紧张，终日惕惕，渐致胆怯心虚而不寐。二者又每每相互为因。

（4）饮食不节，肠胃受伤，宿食停滞，或积为痰热，壅遏中宫，致胃气不和而卧不得安。这就是《黄帝内经》所说："胃不和则卧不安。"《张氏医通》更具体指出："脉滑数有力不眠者，中有宿滞痰火，此为胃不和则卧不安。"

综上所述，导致不寐的原因虽多，总与心脾肝肾诸脏有关。因血之来源，由于水谷精微所化，上奉于心，则心得所养；受藏于肝，则肝体柔和；统摄于脾，则生化不息；调节有度，化而为精，内藏于肾，肾精上承于心，心气下交于肾，则神安志宁。若思虑、忧郁、劳倦等，伤及诸脏，精血内耗，彼此影响，每多形成顽固性的不寐性的不寐。

二、辨证施治

不寐有虚实之分，证候表现也各有不同，当审其邪正虚实而施治。大抵虚证多由于阴血不足，重在心脾肝肾；宜补益气血，壮水制火。实证多因食滞痰浊，责在胃腑；当消导和中，清降痰火。实证病久，则精神委顿，食欲缺乏，亦可转成虚证。

（一）心脾血亏

主证：多梦易醒，心悸健忘，体倦神疲，饮食无味，面色少华，舌淡苔薄，脉象细弱。

证候分析：由于心脾亏损，血少神不守舍，故多梦易醒，健忘心悸。血不上荣，故面色少华而舌质色淡。脾失健运，则饮食无味。生化之源不足，血少气衰，故四肢倦怠，精神萎疲而脉见细弱。

治法：补养心脾以生血气。

方药：归脾汤为主，养血以宁心神，健脾以畅化源。不效，可与养心汤同用，方中五味子、柏子仁有助于宁神养心。如兼见脘闷纳呆，舌苔滑腻者，乃脾阳失运，湿痰内生，可选用半夏、陈皮、茯苓、肉桂等（肉桂对脉涩者尤为相宜），温运脾

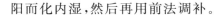

阳而化内湿,然后再用前法调补。

(二)阴亏火旺

主证:心烦不寐,头晕耳鸣,口干津少,五心烦热,舌质红,脉细数;或有梦遗、健忘、心悸、腰酸等证。

证候分析:肾水不足,心火独亢,故心烦不寐,健忘,心悸,腰酸。口干津少,五心烦热,舌红,脉细数,均是阴亏于下,虚火上炎之征。肝肾阴亏,相火易动,故见眩晕、耳鸣、梦遗等证。

治法:壮水制火,滋阴清热。

方药:黄连阿胶汤、朱砂安神丸、天王补心丹等,随证选用。三方同为清热安神之剂,黄连阿胶汤重在滋阴清火,适用于阴虚火旺及热病后之心烦失眠;朱砂安神丸亦以黄连为主,方义相似,做丸便于常服;天王补心丹重在滋阴养血,对阴虚而火不太旺者最宜。如由于肝火偏盛的,可用琥珀多寐丸,方以羚羊角、琥珀为主,有清肝安神之功。

(三)心胆气虚

主证:心悸多梦,时易惊醒,舌色淡,脉象弦细。

证候分析:心虚则神摇不安,胆虚则善惊易恐,故心悸多梦而易醒。舌色淡,脉弦细,亦为气血不足之象。

治法:益气镇惊,安神定志。

方药:安神定志丸、酸枣仁汤随证选用。前方以人参益气,龙齿镇惊为主。后者重用枣仁,酸能养肝,肝与胆相为表里,养肝亦所以补胆之不足;知母能清胆而宁神。证情较重者,二方可以同用。

(四)胃中不和

主证:失眠,脘闷嗳气,腹中不舒,苔腻脉滑,或大便不爽,脘腹胀痛。

证候分析:脾胃运化失常,食滞于中,升降之道受阻,故脘闷嗳气,舌苔腻,腹中不舒,因而影响睡眠。宿滞内停,积湿生痰,因痰生热,故脉见滑象。便燥腹胀,亦是热结之征。

治法:消导和胃为主,佐以化痰清热。

方药:先用保和汤以消导积滞。如食滞已化,而胃气不和,不能成寐者,可用半夏秫米汤以和胃安神。如兼见痰多胸闷,目眩口苦,舌苔黄腻,脉滑数者,乃痰热内阻,可用温胆汤以化痰清热;如心烦,舌尖红绛,热象较著者,再加山栀、黄连以清火宁神。

此外,若病后虚烦不寐,形体消瘦,面色㿠白,容易疲劳,舌淡,脉细弱,或老年人除一般衰弱的生理现象外,夜寐早醒而无虚烦之证的,多属气血不足,治宜养血安神,一般可用归脾汤。亦有病后血虚肝热而不寐的,宜用琥珀多寐丸。心肾不交,心火偏旺者,可用交泰丸,方中以黄连清火为主,反佐肉桂之温以入心肾,是引火归元之意。

本证除上述药物治疗外,可配合气功、针灸等疗法,则效果更佳。此外,患者还必须消除顾虑及紧张情绪,心情应该舒畅,寡嗜欲,戒烦恼,临睡前宜少谈话、少思考、避免烟酒浓茶等品,每天应有适当的体力劳动或体育锻炼,这些都是防治不寐的有效方法。单独依靠药物,而不注意精神及生活方面的调摄,往往影响疗效。

第二节　健　忘

健忘是指以记忆力减退,遇事善忘为主要临床表现的一种病证,亦称"喜忘""善忘""多忘"等。

关于本病的记载,《素问·调经论》有载:"血并于下,气并于上,乱而喜忘。"《伤寒论·辨阳明病脉证并治》有载:"阳明证,其人善忘者,必有蓄血,所以然者,本有久瘀血。"自宋代《圣济总录》中称"健忘"后,本病名沿用至今。

历代医家认为本证病位在脑,与心脾肾虚损、气血阴精不足密切相关,亦有因气血逆乱、痰浊上扰所致。

宋·陈无择《三因极一病证方论·健忘证治》曰:"脾主意与思,意者记所往事,思则兼心之所为也……今脾受病,则意舍不清,心神不宁,使人健忘,尽心力思量不来者是也。"

元代《丹溪心法·健忘》认为:"健忘精神短少者多,亦有痰者"。

清·林佩琴《类证治裁·健忘》指出:"人之神宅于心,心之精依于肾,而脑为元神之府,精髓之海,实记性所凭也。"明确指出了记忆与脑的关系。

清·汪昂《医方集解·补养之剂》曰:"人之精与志,皆藏于肾,肾精不足则肾气衰,不能上通于心,故迷惑善忘也。"

清·陈士铎《辨证录·健忘门》亦指出:"人有气郁不舒,忽忽有所失,目前之事,竟不记忆,一如老人之健忘,此乃肝气之滞,非心肾之虚耗也。"

现代医学的神经衰弱、神经官能症、脑动脉硬化等疾病,出现健忘的临床表现时,可参考本节进行辨证论治。

一、病因、病机

本病多由心脾不足,肾精虚衰所致。

盖心脾主血,肾主精髓,思虑过度,伤及心脾,则阴血损耗;房事不节,精亏髓减,则脑失所养,皆能令人健忘。高年神衰,亦多因此而健忘。

故本病证以心、脾、肾虚损为主,但肝郁气滞、瘀血阻络、痰浊上扰等实证亦可引起健忘。

二、诊断要点

脑力衰弱,记忆力减退,遇事易忘。现代医学的神经衰弱、脑动脉硬化及部分精神心理性疾病中出现此症状者,亦可作为本病的诊断依据。

三、辨证

健忘可见虚实两大类,虚证多见于思虑过度,劳伤心脾,阴血损耗,生化乏源,脑失濡养,或房劳,久病年迈,损伤气血阴精,肾精亏虚,导致健忘;实证则见于七情所伤,久病入络,致瘀血内停,痰浊上蒙。临床以本虚标实,虚多实少,虚实兼杂者多见。

(一)心脾不足

证候:健忘失眠,心悸气短,神倦纳呆,舌淡,脉细弱。

分析:思虑过度,耗心损脾。心气虚则心悸气短;脾气虚则神倦纳呆;心血不足,血不养神则健忘失眠;舌淡,脉细为心脾两虚之征。

(二)痰浊上扰

证候:善忘嗜卧,头重胸闷,口黏,呕恶,咳吐痰涎,苔腻,脉弦滑。

分析:喜食肥甘,损伤脾胃,脾失健运,痰浊内生,痰湿中阻,则胸闷,咳吐痰涎,呕恶;痰浊重着黏滞,故嗜卧,口黏;痰浊上扰,清阳闭阻,故善忘;苔腻,脉弦滑为内有痰浊之象。

(三)瘀血闭阻

证候:突发健忘,心悸胸闷,伴言语迟缓,神思欠敏,表现呆钝,面唇暗红,舌质紫黯,有瘀点,脉细涩或结代。

分析:肝郁气停,瘀血内滞,脉络被阻,气血不行,血滞心胸,心悸胸闷;神识受攻,则突发健忘,神思不敏;脉络血瘀,气血不达清窍,则表现迟钝;唇暗红,舌紫黯,有瘀点,脉细涩或结代均为瘀血闭阻之象。

(四)肾精亏耗

证候:遇事善忘,精神恍惚,形体疲惫,腰酸腿软,头晕耳鸣,遗精早泄,五心烦热,舌红,脉细数。

分析:年老精衰,或大病,纵欲致肾精暗耗,髓海空虚,则遇事善忘,精神恍惚;精衰则血少,上不达头,则头晕耳鸣;下不荣体,则形体疲惫;肾虚则腰酸腿软;精亏则遗精早泄;五心烦热,舌红,脉细数均为肾之阴精不足之象。

四、治疗

本病以本虚标实,虚多实少,虚实夹杂者多见。治疗当以补虚泻实,以补益为主。

(一)中药治疗

1.心脾不足

治法:补益心脾。

处方:归脾汤加减。

本方具有补益心脾作用,用于心脾不足引起的健忘。方中人参、炙黄芪、白术、生甘草补脾益气;当归身、龙眼肉养血和营;茯神、远志、酸枣仁养心安神;木香调气,使补而不滞。

2.痰浊上扰

治法:降逆化痰,开窍解郁。

处方:温胆汤加减。

方中半夏、苍术、竹茹、枳实化痰泄浊;白术、茯苓、甘草健脾益气;加菖蒲、郁金开窍解郁。

3.瘀血痹阻

治法:活血化瘀。

处方:血府逐瘀汤加减。

方中桃仁、红花、当归、生地黄、赤芍、牛膝、川芎化瘀养血活血;柴胡、枳壳、桔梗行气以助血行;甘草益气扶正。

4.肾精亏耗

治法:补肾益精。

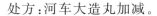

处方:河车大造丸加减。

方中紫河车大补精血;熟地黄、杜仲、龟甲、牛膝益精补髓;天门冬、麦门冬滋补阴液;人参益气生津;黄柏清相火。加菖蒲开窍醒脑;酸枣仁、五味子养心安神。

(二)针灸治疗

1.基本处方

四神聪透百会、神门、三阴交。

四神聪透百会,穴在巅顶,百会属督脉,督脉入络脑,针用透刺法,补脑益髓,养神开窍;神门为心之原穴,三阴交为足三阴经交会穴,二穴相配,补心安神,以助记忆。

2.加减运用

(1)心脾不足证:加心俞、脾俞、足三里以补脾益心。诸穴针用补法。

(2)痰浊上扰证:加丰隆、阴陵泉以蠲饮化痰,针用平补平泻法。余穴针用补法。

(3)瘀血闭阻证:加合谷、血海以活血化瘀,针用平补平泻法。余穴针用补法。

(4)肾精亏耗证:加心俞、肾俞、太溪、悬钟以填精益髓。诸穴针用补法。

(三)其他针灸疗法

1.耳针疗法

取心、脾、肾、神门、交感、皮质下,每次取 2～3 穴,中等刺激,留针 20～30 分钟,隔天 1 次,10 次为一疗程,或用王不留行籽贴压,每隔 3～4 天更换 1 次,每天按压数次。

2.头针疗法

取顶颞后斜线、顶中线、颞后线、额旁 1 线、额旁 2 线、额旁 3 线、枕上旁线,平刺进针后,快速捻转,120～200 次/分,留针 15～30 分钟,间歇运针 2～3 次,每天 1 次,10～15 次为 1 疗程。

3.皮肤针疗法

取胸部夹脊穴,用梅花针由上至下叩刺,轻中等度刺激,每天或隔天 1 次,10 次为 1 疗程。

五、转归预后

针刺和中药治疗本病有较好的疗效,如配合心理治疗则效果更佳。对老年人之健忘,疗效一般。本节所述健忘,是指后天失养,脑力渐至衰弱者,先天不足,生性愚钝的健忘不属于此范围。

第三节 痴 呆

痴呆是多由髓减脑消或痰瘀痹阻脑络,神机失用而引起在无意识障碍状态下,以呆傻愚笨、智能低下、善忘等为主要临床表现的一种脑功能减退性疾病。轻者可见神情淡漠,寡言少语,反应迟钝,善忘等;重者为终日不语,或闭门独居,或口中喃喃,言词颠倒,或举动不经,忽笑忽哭,或不欲食,数日不知饥饿等。

《左传》对本病有记载,曰:"成十八年,周子有兄而无慧,不能辨菽麦,不知分家犬""不慧,盖世所谓白痴。"晋代《针灸甲乙经》以"呆痴"命名。唐代孙思邈在《华佗神医密传》中首载"痴呆"病名。明代《景岳全书·杂证谟》有"癫狂痴呆"专篇,指出本病由多种病因渐致而成;临床表现具有"千奇百怪""变易不常"的特点;病位在心以及肝胆二经;若以大惊猝恐,一时偶伤心胆而致失神昏乱者,宜七福饮或大补元煎主之;本病"有可愈者,有不可愈者,亦在乎胃气元气之强弱"。陈士铎《辨证录》立有"呆病门",认为"大约其始也,起于肝气之郁;其终也,由于胃气之衰",对呆病症状描述也甚详,且提出"开郁逐痰、健胃通气"为主的治法,用洗心汤、转呆丹、还神至圣汤等。《石室秘录》曰:"治呆无奇法,治痰即治呆也。"王清任《医林改错·脑髓说》曰:"高年无记性者,脑髓渐空。"另外,古人在中风与痴呆的因果关系方面也早有认识,《灵枢·调经论》曰:"血并于上,气并于下,乱而善忘。"《临证指南医案》指出:"中风初起,神呆遗尿,老人厥中显然。"《杂病源流犀烛·中风》进而指出:"有中风后善忘。"是中医较早有关血管性痴呆的记载。

西医学诊断的老年性痴呆、脑血管性痴呆及混合性痴呆、代谢性脑病、中毒性脑病等,可参考本节进行辨证论治。

一、病因、病机

痴呆有因老年精气亏虚,渐成呆傻,亦有因情志失调、外伤、中毒等引起者。虚者多因气血不足,肾精亏耗,导致髓减脑消,脑髓失养;实者常见痰浊蒙窍、瘀阻脑络、心肝火旺,终致神机失用而致痴呆。临床多见虚实夹杂证。

（一）脑髓空虚

脑为元神之府，神机之源，一身之主，而肾主骨生髓通于脑。老年肝肾亏损或久病血气虚弱，肾精日亏，则脑髓空虚，心无所虑，精明失聪，神无所依而使灵机记忆衰退，出现迷惑愚钝，反应迟钝，发为痴呆。此类痴呆发病较晚，进展缓慢。

（二）气血亏虚

《素问·灵兰秘典论》："心者，君主之官，神明出焉。"《灵枢·天年》曰："六十岁心气始衰，苦忧悲。"年迈久病损伤于中，或情志不遂木郁克土，或思虑过度劳伤心脾，或饮食不节损伤脾胃，皆可致脾胃运化失司，气血生化乏源。心之气血不足，不能上荣于脑，神明失养则神情涣散，呆滞善忘。

（三）痰浊蒙窍

《石室秘录》云："痰气最盛，呆气最深。"久食肥甘厚味，肥胖痰湿内盛；或七情所伤，肝气久郁克伐脾土；或痫、狂久病积劳，均可使脾失健运，痰湿上扰清窍，脑髓失聪而致痴呆。

（四）瘀阻脑络

七情久伤，肝气郁滞，气滞则血瘀；或中风、脑部外伤后瘀血内阻，均可瘀阻脑络，脑髓失养，神机失用，发为痴呆。

（五）心肝火旺

年老精衰，髓海渐空，复因烦恼过度，情志相激，水不涵木，肝郁化火，肝火上炎；或水不济火，心肾不交，心火独亢，扰乱神明，发为痴呆。

总之，痴呆病位在脑，与肾、心、肝、脾四脏功能失调相关，尤以肾虚关系密切。其基本病机为髓减脑消，痰瘀痹阻，火扰神明，神机失用。其证候特征以肾精、气血亏虚为本，以痰瘀痹阻脑络邪实为标。其病性不外乎虚、痰、瘀、火。

虚，指肾精、气血亏虚，髓减脑消；痰，指痰浊中阻，蒙蔽清窍；瘀，指瘀血阻痹，脑脉不通；火，指心肝火旺，扰乱神明。痰、瘀、火之间相互影响，相互转化，如痰浊、血瘀相兼而致痰瘀互结；肝郁、痰浊、血瘀均可化热，而形成肝火、痰热、瘀热，上扰清窍；若进一步发展耗伤肝肾之阴，水不涵木，阴不制阳，则肝阳上亢，化火生风，风阳上扰清窍，使痴呆加重。虚实之间也常相互转化，如实证的痰浊、瘀血日久，损伤心脾，则气血不足，或伤及肝肾，则阴精不足，均使脑髓失养，实证由此转化为虚证；虚证病久，气血亏乏，脏腑功能受累，气血运行失畅，或积湿为痰，或留滞为瘀,又可因虚致实,虚实兼夹而成难治之候。

二、诊断

(1)痴呆是一种脑功能减退性疾病,临床以呆傻愚笨、智能低下、善忘等为主要表现。本病记忆力障碍是首发症状,先表现为近记忆力减退,进而表现为远记忆力减退。

(2)起病隐匿,发展缓慢,渐进加重,病程一般较长。患者可有中风、头晕、外伤等病史。

三、相关检查

神经心理学检查,颅脑 CT、MRI、脑电图、生化等检查,有助于明确病性。

四、鉴别诊断

(一)郁病

郁病是以情志抑郁不畅,胸闷太息,悲伤欲哭或胸胁、胸背、脘胁胀痛,痛无定处,或咽中如有异物不适为特征的疾病;主要因情志不舒、气机郁滞所致,多见于中青年女性,也可见于老年人,尤其是中风过后常并发郁病,郁病无智能障碍症状。而痴呆可见于任何年龄,虽亦可由情志因素引起,但其以呆傻愚笨为主,常伴有生活能力下降或人格障碍,症状典型者不难鉴别。

部分郁病患者常因不愿与外界沟通而被误认为痴呆,取得患者信赖并与之沟通后,两者亦能鉴别。

(二)癫证

癫证是以沉默寡言、情感淡漠、语无伦次、静而多喜为特征的精神失常疾病,俗称"文痴",可因气、血、痰邪或三者互结为患,以成年人多见。痴呆则属智能活动障碍,是以神情呆滞、愚笨迟钝为主要表现的脑功能障碍性疾病。另一方面,痴呆的部分症状可自制,治疗后有不同程度的恢复;重证痴呆患者与癫证在临床证候上有许多相似之处,临床难以区分,CT、MRI 检查有助于鉴别。

(三)健忘

健忘是指记忆力差,遇事善忘的一种病证,其神识如常,晓其事却易忘,但告知可晓,多见于中老年患者;由于外伤、药物所致健忘,一般经治疗后可以恢复。而痴呆老少皆可发病,以神情呆滞或神志恍惚,不知前事或间事不知、告知不晓为主要表现,虽有善忘但仅为兼伴症,其与健忘之"善忘前事"有根本区别。

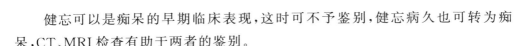

健忘可以是痴呆的早期临床表现,这时可不予鉴别,健忘病久也可转为痴呆,CT、MRI检查有助于两者的鉴别。

五、辨证论治

(一)辨证要点

本病乃本虚标实之证,临床上以虚实夹杂者多见。本虚者不外乎精髓、气血;标实者不外乎痰浊、瘀血、火邪。无论为虚为实,都能导致脏腑功能失调以及髓减脑消。因而辨证当以虚实或脏腑失调为纲领,分清虚实,辨明主次。

1.辨虚实

本病病因虽各有不同,但终不出虚实两大类。虚者,以神气不足、面色失荣、形体枯瘦、言行迟弱为特征,并结合舌脉、兼次症,分辨气血、肾精亏虚;实者,智能减退、反应迟钝,兼见痰浊、瘀血、风火等表现。由于病程较长,证情顽固,还需注意虚实夹杂的病机属性。

2.辨脏腑

本病病位主要在脑,但与心、肝、脾、肾相关。若年老体衰、头晕目眩、记忆认知能力减退、神情呆滞、齿枯发焦、腰膝酸软、步履艰难,为病在脑与肾;若兼见双目无神,筋惕肉瞤,毛甲无华,为病在脑与肝肾;若兼见食少纳呆,气短懒言,口涎外溢,四肢不温,五更泻泄,为病在脑与脾肾;若兼见失眠多梦,五心烦热,为病在脑与心肾。

(二)治疗原则

虚者补之,实者泻之。补虚益损,解郁散结是其治疗大法。脾肾不足,髓海空虚之证,宜培补先天、后天,以冀脑髓得充,化源得滋;对于气郁血瘀痰滞者,气郁应开,血瘀应散,痰滞应清,以冀气充血活,窍开神醒。

(三)分证论治

1.髓海不足

主症:耳鸣耳聋,记忆模糊,失认失算,精神呆滞。

兼次症:发枯齿脱,腰脊酸痛,骨痿无力,步履艰难,举动不灵,反应迟钝,静默寡言。

舌脉:舌瘦色淡或色红,少苔或无苔,多裂纹;脉沉细弱。

分析:肾主骨生髓,年高体衰,肾精渐亏,脑髓失充,灵机失运,故见精神呆滞,举动不灵,反应迟钝,记忆模糊,失认失算等痴呆诸症。肾开窍于耳,其华在发,肾精不足,故耳鸣、耳聋,发枯易脱。腰为肾府,肾主骨,精亏髓少,骨骼失养,故见腰脊酸痛,骨痿无力,步履艰难;齿为骨之余,故齿牙动摇,甚则早脱。舌瘦色淡或色红,苔少或无苔,多裂纹,脉沉细弱为精亏之象。

治法:补肾益髓,填精养神。

方药:七福饮加减。方中重用熟地滋阴补肾,营养先天之本;合当归养血补肝;人参、白术、炙甘草益气健脾,强壮后天之本;远志、杏仁、宣窍化痰。本方填补脑髓之力尚嫌不足,应选加鹿角胶、龟板胶、阿胶、紫河车、猪骨髓等血肉有情之品,还可以本方加减制蜜丸或膏剂以图缓治,或可用参茸地黄丸或河车大造丸补肾益精。

若肝肾阴虚,年老智能减退,腰膝酸软,头晕耳鸣者,可去人参、白术、紫河车、鹿角胶,加怀牛膝、生地黄、枸杞子、女贞子、制首乌;若兼言行不一,心烦溲赤,舌质红,少苔,脉细而弦数,是肾精不足,水不制火而心火妄亢,可用六味地黄丸加丹参、莲子心、菖蒲等清心宣窍;也有舌质红而苔黄腻者,是内蕴痰热,干扰心窍,可加用清心滚痰丸去痰热郁结,俟痰热化净,再投滋补之品;若肾阳亏虚,症见面白无华,形寒肢冷,口中流涎,舌淡者,加热附片、巴戟天、益智仁、淫羊藿、肉苁蓉等。

2.气血亏虚

主症:呆滞善忘,倦怠嗜卧,神思恍惚,失认失算。

兼次症:少气懒言,口齿含糊,词不达意,心悸失眠,多梦易惊,神疲乏力,面唇无华,爪甲苍白,纳呆食少,大便溏薄。

舌脉:舌质淡胖边有齿痕;脉细弱。

分析:心主神明,心之气血亏虚,神明失养,故见呆滞善忘,神思恍惚,失认失算等痴呆症状。心血不足,心神失养,故心悸失眠、多梦易惊;血虚不荣肌肤爪甲,故面唇无华、爪甲苍白。气虚则少气懒言,神疲乏力,倦怠嗜卧;脾气不足,胃气亦弱,故纳呆食少;脾气亏虚,水湿不化,故大便溏薄。气血亏虚,脉道失充,故脉细弱。

治法:益气养血,安神宁志。

方药:归脾汤加减。方中以人参、黄芪、白术、甘草补脾益气;当归养肝血而生心血;茯神、枣仁、龙眼肉养心安神;远志交通心肾而定志宁心;木香理气醒脾,以防益气补血之药滋腻滞气。

纳呆食少,加谷芽、麦芽、鸡内金、山楂等消食;纳呆伴头重如裹,时吐痰涎,头晕时作,舌苔腻,加陈皮、半夏、生薏苡仁、白豆蔻健脾化湿和胃;纳呆伴舌红少苔,加天花粉、玉竹、麦冬、生麦芽养阴生津;失眠多梦,加夜交藤、合欢皮;若舌质偏暗,舌下有青筋者,加入川芎、丹参等以养血活血;若伴情绪不宁,易忧善愁者,可加郁金、合欢皮、绿萼梅、佛手等理气解郁之品。

3.痰浊蒙窍

主症:终日无语,表情呆钝,智力衰退,口多涎沫。

兼次症:头重如裹,纳呆呕恶,脘腹胀痛,痞满不适,哭笑无常,喃喃自语,呆若木鸡。

舌脉:舌质淡胖有齿痕,苔白腻;脉滑。

分析:痰浊壅盛,上蒙清窍,脑髓失聪,神机失运,而致表情呆钝、智力衰退、呆若木鸡等症。痰浊中阻,中焦气机不畅,脾胃受纳运化失司,故脘腹胀痛、痞满不适、纳呆呕恶。痰阻气机,清阳失展,故头重如裹。口多涎沫,舌质淡胖有齿痕,苔腻,脉滑均为痰涎壅盛之象。

治法:健脾化浊,豁痰开窍。

方药:洗心汤加减。方中党参、甘草培补中气;半夏、陈皮健脾化痰;附子助阳化痰;茯神、枣仁宁心安神,神曲和胃。

若纳呆呕恶,脘腹胀痛,痞满不适以脾虚明显者,重用党参、茯苓,可配伍黄芪、白术、山药、麦芽、砂仁等健脾益气之品;若头重如裹,哭笑无常,喃喃自语,口多涎沫以痰湿重者,重用陈皮、半夏,可配伍制南星、莱菔子、佩兰、白豆蔻、全瓜蒌、贝母等理气豁痰之品;痰浊化热,上扰清窍,舌质红,苔黄腻,脉滑数者,将制南星改用胆南星,并加瓜蒌、栀子、黄芩、天竺黄、竹沥;若伴有肝郁化火,灼伤肝血心阴,症见心烦躁动,言语颠倒,歌笑不休,甚至反喜污秽,或喜食炭灰,宜用转呆丹加味,本方在洗心汤基础上,加用当归、白芍柔肝养血,丹参、麦冬、天花粉滋养心胃阴液,用柴胡合白芍疏肝解郁,用柏子仁合茯苓、枣仁加强养心安神之力;属风痰瘀阻,症见眩晕或头痛,失眠或嗜睡,或肢体麻木阵作,肢体无力或肢体僵直,脉弦滑,可用半夏白术天麻汤;脾肾阳虚者,用金匮肾气丸,加干姜、黄芪、白豆蔻等。

4.瘀血内阻

主症:言语不利,善忘,易惊恐,或思维异常,行为古怪。

兼次症:表情迟钝,肌肤甲错,面色黧黑,甚者唇甲紫黯,双目暗晦,口干不欲饮。

舌脉:舌质暗,或有瘀点瘀斑;脉细涩。

分析:瘀阻脑络,脑髓失养,神机失用,故见表情迟钝,言语不利,善忘,思维异常,行为古怪等痴呆症状。瘀血内阻,气血运行不利,肌肤失养,故肌肤甲错,面色黧黑,甚者唇甲紫黯。口干不欲饮,舌质暗或有瘀点瘀斑,脉细涩均为瘀血之象。

治法:活血化瘀,通络开窍。

方药:通窍活血汤加减。方中麝香芳香开窍,活血散结通络;桃仁、红花、赤芍、川芎活血化瘀;葱白、生姜合菖蒲、郁金以通阳宣窍。

如瘀血日久,血虚明显者,重用熟地、当归,再配伍鸡血藤、阿胶、鳖甲、蒸首乌、紫河车等以滋阴养血;气血不足,加党参、黄芪、熟地、当归益气补血;气虚血瘀为主者,宜补阳还五汤加减;若见肝郁气滞,加柴胡、枳实、香附疏肝理气以行血;久病血瘀化热,致肝胃火逆,症见头痛、呕恶等,应加钩藤、菊花、夏枯草、栀子、竹茹等清肝和胃之品;若痰瘀交阻伴头身困重,口流涎沫,纳呆呕恶,舌紫黯有瘀斑,苔腻,脉滑,可酌加胆南星、半夏、莱菔子、瓜蒌以豁痰开窍;病久入络者,宜加蜈蚣、僵蚕、全蝎、水蛭、地龙等虫类药以疏通经络,同时加用天麻、葛根;兼见肾虚者,可加益智仁、补骨脂、山药。

5.心肝火旺

主症:急躁易怒,善忘,判断错误,言行颠倒。

兼次症:眩晕头痛,面红目赤,心烦不寐,多疑善虑,心悸不安,咽干口燥,口臭口疮,尿赤便干。

舌脉:舌质红,苔黄;脉弦数。

分析:脑髓空虚,复因心肝火旺,上扰神明,故见善忘,判断错误,言行颠倒,多疑善虑等痴呆之象。心肝火旺,上犯巅顶,故头晕头痛;气血随火上冲,则面红目赤。肝主疏泄,肝性失柔,情志失疏,故急躁易怒。心肾不交则心烦不寐、心悸不安。口臭口疮、口干舌燥、尿赤便干为火甚伤津之象,舌质红、苔黄,脉弦数均为心肝火旺之候。

治法:清热泻火,安神定志。

方药:黄连解毒汤加减。方中黄连可泻心火;黄芩、栀子清肝火;黄柏清下焦之火。加用生地黄清热滋阴,菖蒲、远志、合欢皮养心安神,柴胡疏肝。本方大苦大寒,中病即止,不可久服,脾肾虚寒者慎用。

若心火偏旺者用牛黄清心丸;大便干结者加大黄、火麻仁。

六、预后转归

痴呆的病程一般较长。虚证患者,若长期服药,积极接受治疗,部分精神症状可有明显改善,但不易根治;实证患者,及时有效地治疗,待实邪去,方可获愈。虚中夹实者,病情往往缠绵,更需临证调理,方可奏效。

第四节 眩 晕

眩晕是以目眩与头晕为主要表现的病证。目眩即眼花或跟前发黑,视物模糊;头晕即感觉自身或外界景物摇晃、旋转,站立不稳。两者常同时并见,故统称为"眩晕"。

一、历史沿革

眩晕最早见于《黄帝内经》,称为"眩冒""眩"。《黄帝内经》对本病病因病机的论述主要包括外邪致病,如《灵枢·大惑论》说:"故邪中于项,因逢其身之虚……入于脑则脑转。脑转则引目系急,目系急则目眩以转矣。"因虚致病,如《灵枢·海论》说:"髓海不足,则脑转耳鸣,胫酸眩冒。"《灵枢·卫气》说"上虚则眩"。与肝有关,如《素问·至真要大论篇》云:"诸风掉眩,皆属于肝。"与运气有关,如《素问·六元正纪大论篇》云:"木郁之发……甚则耳鸣眩转。"

汉代张仲景对眩晕一病未有专论,仅有"眩""目眩""头眩""身为振振摇""振振欲擗地"等描述,散见于《伤寒论》和《金匮要略》中。其病因,或邪袭太阳,阳气郁而不得伸展;或邪郁少阳,上干空窍;或肠中有燥屎,浊气攻冲于上;或胃阳虚,清阳不升;或阳虚水泛,上犯清阳;或阴液已竭,阳亡于上;或痰饮停积胃中(心下),清阳不升等多个方面,并拟订出相应的治法方药。例如,小柴胡汤治少阳眩晕;刺大椎、肺俞、肝俞治太少并病之眩晕;大承气汤治阳明腑实之眩晕;真武汤治少阴阳虚水泛之眩晕;苓桂术甘汤、小半夏加茯苓汤、泽泻汤等治痰饮眩晕,等等,为后世论治眩晕奠定了基础。

隋、唐、宋代医家对眩晕的认识,基本上继承了《黄帝内经》的观点。如隋代巢元方《诸病源候论·风头眩候》说:"风头眩者,由血气虚,风邪入脑,而引目系故也……逢身之虚则为风邪所伤,入脑则脑转而目系急,目系急故成眩也。"唐代王焘《外台秘要》及宋代《圣济总录》亦从风邪立论。唐代孙思邈的《备急千金要方》则提出风、热、痰致眩的论点。在治疗方面,诸家方书在仲景方药的基础上,又有发展,如《外台秘要》载有治风头眩方 9 首,治头风旋方 7 首;《圣济总录》载有治风头眩方24首。

金元时期,对眩晕从概念、病因病机到治法方药等各个方面都有所发展。金代成无己在《伤寒明理论》中提出了眩晕的概念,还指出了眩晕与昏迷的鉴别:"伤寒头眩,何以明之?眊非毛而见其毛,眩非元(玄)而见其元(玄,黑色)。眊为眼花,眩为眼黑。眩也、运也、冒也,三者形俱相近。有谓之眩者,有谓之眩冒者;运为运转之运,世谓之头旋者是也矣;冒为蒙冒之冒,世谓之昏迷者是矣。"金代刘完素在《素问玄机原病式·五运主病》中给眩晕下的定义:"掉,摇也;眩,昏乱旋运也。"并主张眩晕的病因病机应从"火"立论:"所谓风气甚而头目眩运者,由风木旺,必是金衰,不能制木,而木复生火,风火皆属阳,多为兼化;阳主乎动,两动相搏,则为之旋转。"张子和则从"痰"立论,提出吐法为主的治疗方法,他在《儒门事亲》中说:"夫头风眩运……在上为之停饮,可用独圣散吐之,吐讫后,服清下辛凉之药。凡眩运多年不已,胸膈痰涎壅塞,气血颇实,吐之甚效。"李杲《兰室秘藏·头痛》所论恶心呕吐,不食,痰唾稠黏,眼黑头旋,目不能开,如在风云中,即是脾胃气虚、浊痰上逆之眩晕,主以半夏白术天麻汤。认为:"足太阴痰厥头痛,非半夏不能疗;眼黑头眩,风虚内作,非天麻不能除。"元代朱丹溪更力倡"无痰不作眩"之说,如《丹溪心法·头眩》说:"头眩,痰挟气虚并火,治痰为主,挟补气药及降火药。无痰则不作眩,痰因火动,又有湿痰者。"

明、清两代对眩晕的论述日臻完善。对眩晕病因病机的分析颇为详尽。如明代徐春甫的《古今医统大全·眩运门》以虚实分论,提出虚有气虚、血虚、阳虚之分;实有风、寒、暑、湿之别。并着重指出"四气乘虚""七情郁而生痰动火""淫欲过度,肾家不能纳气归元""吐血或崩漏,肝家不能收摄营气"是眩晕发病之常见原因。刘宗厚《玉机微义》、李梴《医学入门》等书,对《黄帝内经》"上盛下虚"而致眩晕之论,作了进一步的阐述,认为"下虚者乃气血也,上盛者乃痰涎风火也"。张景岳则特别强调因虚致眩,认为:"无虚不能作眩""眩运一证,虚者居其八九,而兼火兼痰者,不过十中一二耳"(《景岳全书·眩运》)。陈修园则在风、痰、虚之外,再加上火,从而把眩晕的病因病机概括为"风""火""痰""虚"四字。此外,明代虞抟提出"血瘀致眩"的论点,值得重视。虞氏在《医学正传·眩运》中说:"外有因呕血而眩冒者,胸中有死血迷闭心窍而然。"对跌仆伤致眩晕已有所认识。

关于眩晕的治疗,此期许多著作,集前人经验之大成,颇为详尽。如《医学六要·头眩》即分湿痰、痰火、风痰、阴虚、阳虚、气虚、血虚、亡血、风热、风寒、死血等证候立方。《证治汇补》亦分湿痰、肝火、肾虚、血虚、脾虚、气郁、停饮、阴虚、阳虚。程国彭除总结了肝火、湿痰、气虚、肾水不足、命门火衰等眩晕的治疗大法外,并着重介绍了以重剂参、附、芪治疗虚证眩晕的经验。叶天士《临证指南医案·眩晕》华岫云按,认为眩晕乃"肝胆之风阳上冒",其证有夹痰、夹火、中虚、下虚之别,治法亦有治胃、治肝之分。"火盛者先生用羚羊、山栀、连翘、天花粉、玄参、鲜生地黄、丹皮、桑叶以清泄上焦窍络之热,此先从胆治也;痰多者必理阳明,消痰如竹沥、姜汁、菖蒲、橘红、二陈汤之类;中虚则兼用人参,外台茯苓饮是也;下虚者必从肝治,补肾滋肝,育阴潜阳,镇摄之治是也"。

此外,元、明、清部分医家还认识到某些眩晕与头痛、头风、肝风、中风诸证之间有一定的内在联系,如朱丹溪云:"眩运乃中风之渐。"张景岳亦谓:"头眩有大小之异,总头眩也……至于中年之外,多见眩仆卒倒等证,亦人所常有之事。但忽运忽止者,人皆谓之头运眼花;卒倒而不醒者,人必谓之中风中痰。"华岫云在《临证指南医案·眩晕门》按语中更明确地指出:"此证之原,本之肝风;当与肝风、中风、头风门合而参之。"这些论述也是值得注意的。

总之,继《黄帝内经》之后,经过历代医家的不断总结,使眩晕的证治内容更加丰富、充实。近代学者对前人的经验与理论进行了全面的整理,并在实践的基础上加以提高,在本病的辨证论治、理法方药等方面都有进一步的发展。

二、范围

眩晕作为临床常见症状之一,可见于西医学的多种病症。如椎-基底动脉供血不足、颈椎病、梅尼埃病、高血压、低血压、阵发性心动过速、房室传导阻滞、贫血、前庭神经元炎、脑外伤后综合征等。临床以眩晕为主要表现的疾病,或某些疾病过程中出现眩晕症状者,均可参考本节有关内容辨证论治。

三、病因、病机

眩晕,以内伤为主,尤以肝阳上亢、气血虚损,以及痰浊中阻为常见。眩晕多系本虚标实,实为风、火、痰、瘀,虚则为气血阴阳之虚。其病变脏腑以肝、脾、肾为重点,三者之中,又以肝为主。

(一)肝阳上亢

肝为风木之脏,体阴而用阳,其性刚劲,主动主升,如《黄帝内经》所说:"诸风掉眩,皆属于肝。"阳盛体质之人,阴阳平衡失其常度,阴亏于下,阳亢于上,则见眩晕;或忧郁、恼怒太过,肝失条达,肝气郁结,气郁化火,肝阴耗伤,风阳易动,上扰头目,发为眩晕;或肾阴素亏不能养肝,阴不维阳,肝阳上亢,肝风内动,发为眩晕。正如《临证指南医案·眩晕门》华岫云按:"经云诸风掉眩,皆属于肝,头为六阳之首,耳目口鼻皆系清空之窍,所患眩晕者,非外来之邪,乃肝胆之风阳上

17

冒耳。"

（二）肾精不足

脑为髓之海，髓海有余则轻劲多力，髓海不足则脑转耳鸣，胫酸眩晕。而肾为先天之本，主藏精生髓。若年老肾精亏虚；或因房事不节，阴精亏耗过甚；或先天不足；或劳役过度，伤骨损髓；或阴虚火旺，扰动精室，遗精频仍；或肾气亏虚，精关不固，滑泄无度，均使肾精不足而致眩晕。

（三）气血亏虚

脾胃为后天之本，气血生化之源，如忧思劳倦或饮食失节，损伤脾胃，或先天禀赋不足，或年老阳气虚衰，而致脾胃虚弱，不能运化水谷，生化气血；或久病不愈，耗伤气血；或失血之后，气随血耗。气虚则清阳不振，清气不升；血虚则肝失所养，虚风内动；皆能发生眩晕。如《景岳全书·眩晕》所说："原病之由有气虚者，乃清气不能上升，或汗多亡阳而致，当升阳补气；有血虚者，乃因亡血过多，阳无所附而然，当益阴补血，此皆不足之证也。"

（四）痰浊中阻

饮食不节、肥甘厚味太过损伤脾胃，或忧思、劳倦伤脾，以致脾阳不振，健运失职，水湿内停，积聚成痰；或肺气不足，宣降失司，水津不得通调输布，留聚而生痰；或肾虚不能化气行水，水泛而为痰；或肝气郁结，气郁湿滞而生痰。痰阻经络，清阳不升，清空之窍失其所养，则头目眩晕。若痰浊中阻更兼内生之风火作祟，则痰夹风火，眩晕更甚；若痰湿中阻，更兼内寒，则有眩晕昏仆之虑。

（五）瘀血内阻

跌仆坠损，头脑外伤，瘀血停留，阻滞经脉，而致气血不能荣于头目；或瘀停胸中，迷闭心窍，心神飘摇不定；或妇人产时感寒，恶露不下，血瘀气逆，并走于上，迫乱心神，干扰清空，皆可发为眩晕。如《医学正传·眩运》说："外有因坠损而眩运者，胸中有死血迷闭心窍而然。"

总之，眩晕反复发作，病程较长，多为本虚标实，并常见虚实之间相互转化。如发病初期，病程较短时多表现为实证，即痰浊中阻、瘀血内阻，或阴阳失调之肝阳上亢，若日久不愈，可转化为气血亏虚、肾精不足之虚证；也有气血亏虚、肾精不足所致眩晕者，反复发作，气血津液运行不畅，痰浊、瘀血内生，而转化为虚实夹杂证。痰浊中阻者，由于痰郁化火，煽动肝阳，则可转化为肝阳上亢或风挟痰浊上扰；由于痰浊内蕴，阻遏气血运行，日久可致痰瘀互结。

四、诊断与鉴别诊断

(一)诊断

1.发病特点

眩晕可见于任何年龄,但多见于40岁以上的中老年人。起病较急,常反复发作,或渐进加重。可以是某些病证的主要临床表现或起始症状。

2.临床表现

本证以目眩、头晕为主要临床表现,患者眼花或眼前发黑,视外界景物旋转动摇不定,或自觉头身动摇,如坐舟车,同时或兼见恶心、呕吐、汗出、耳鸣、耳聋、怠懈、肢体震颤等症状。

(二)鉴别诊断

1.厥证

厥证以突然昏倒,不省人事,或伴有四肢逆冷,一般常在短时内苏醒,醒后无偏瘫、失语、口舌歪斜等后遗症。眩晕发作严重者,有欲仆或晕旋仆倒的现象与厥证相似,但神志清醒。

2.中风

中风以猝然昏仆,不省人事,伴有口舌歪斜,半身不遂,言语謇涩为主症,或不经昏仆而仅以喝僻不遂为特征。而眩晕仅以头晕、目眩为主要症状,不伴有神昏和半身不遂等症。但有部分中风患者以眩晕为起始症状或主要症状,需密切观察病情变化,结合病史及其他症状与单纯的眩晕进行鉴别。

3.痫病

痫病以突然仆倒,昏不知人,口吐涎沫,两目上视,四肢抽搐,或口中如作猪羊叫声,移时苏醒,醒后一如常人为特点。而眩晕无昏不知人,四肢抽搐等症状。痫病昏仆与眩晕之甚者似,且其发作前常有眩晕、乏力、胸闷等先兆,痫病发作日久之人,常有神疲乏力,眩晕时作等症状出现,故亦应与眩晕进行鉴别。

五、辨证

(一)辨证要点

1.辨虚实

眩晕辨虚实,首先要注意舌象和脉象,再结合病史和伴随症状。如气血虚者多见舌质淡嫩,脉细弱;肾精不足偏阴虚者,多见舌嫩红少苔,脉弦细数;偏阳虚者,多见舌质胖嫩淡暗,脉沉细、尺弱;痰湿重者,多见舌苔厚滑或浊腻,脉滑;内有瘀血者,可见舌质紫黯或舌有瘀斑瘀点,唇黯,脉涩。起病突然,病程短者多属实证;反复发作,缠绵不愈,或劳则诱发者多属虚证,或虚实夹杂证。

2.辨标本缓急

眩晕多属本虚标实之证,肝肾阴亏,气血不足,为病之本;痰、瘀、风、火为病之标。痰、瘀、风、火,其临床特征不同。如风性主动,火性上炎,痰性黏滞,瘀性留著等,都需加以辨识。其中尤以肝风、肝火为病最急,风升火动,两阳相搏,上干清空,症见眩晕,面赤,烦躁,口苦,脉弦数有力,舌红,苔黄等,亟应注意,以免缓不济急,酿成严重后果。

(二)证候

1.肝阳上亢

症状:眩晕,耳鸣,头胀痛,易怒,失眠多梦,脉弦。或兼面红,目赤,口苦,便秘尿赤,舌红苔黄,脉弦数或兼腰膝酸软,健忘,遗精,舌红少苔,脉弦细数;或眩晕欲仆,泛泛欲呕,头痛如掣,肢麻震颤,语言不利,步履不正。

病机分析:肝阳上亢,上冒巅顶,故眩晕、耳鸣、头痛且胀,脉见弦象;肝阳升发太过,故易怒;阳扰心神,故失眠多梦;若肝火偏盛、循经上炎,则兼见面红,目赤,口苦,脉弦且数;火热灼津,故便秘尿赤,舌红苔黄;若属肝肾阴亏,水不涵木,肝阳上亢者,则兼见腰膝酸软,健忘遗精,舌红少苔,脉弦细数。若肝阳亢极化风,则可出现眩晕欲仆,泛泛欲呕,头痛如掣,肢麻震颤,语言不利,步履不正等风动之象。此乃中风之先兆,宜加防范。

2.气血亏虚

症状:眩晕,动则加剧,劳累即发,神疲懒言,气短声低,面白少华,或萎黄,或面有垢色,心悸失眠,纳减体倦,舌色淡,质胖嫩,边有齿印,苔薄白,脉细或虚大;或兼食后腹胀,大便溏薄,或兼畏寒肢冷,唇甲淡白;或兼诸失血证。

病机分析:气血不足,脑失所养,故头晕目眩,活动劳累后眩晕加剧,或劳累即发;气血不足,故神疲懒言,面白少华或萎黄;脾肺气虚,故气短声低;营血不足,心神失养,故心悸失眠;气虚脾失健运,故纳减体倦。舌色淡,质胖嫩,边有齿印,苔薄白,脉细或虚大,均是气虚血少之象。若偏于脾虚气陷,则兼见食后腹胀,大便稀溏。若脾阳虚衰,气血生化不足,则兼见畏寒肢冷,唇甲淡白。

3.肾精不足

症状:眩晕,精神萎靡,腰膝酸软,或遗精,滑泄,耳鸣,发落,齿摇,舌瘦嫩或嫩红,少苔或无苔,脉弦细或弱或细数。或兼见头痛颧红,咽干,形瘦,五心烦热,舌嫩红,苔少或光剥,脉细数;或兼见面色㿠白或黧黑,形寒肢冷,舌淡嫩,苔白或根部有浊苔,脉弱尺甚。

病机分析:肾精不足,无以生髓,脑髓失充,故眩晕,精神萎靡;肾主骨,腰为肾之府,齿为骨之余,精虚骨骼失养,故腰膝酸软,牙齿动摇;肾虚封藏固摄失职,故遗精滑泄;肾开窍于耳,肾精虚少,故时时耳鸣;肾其华在发,肾精亏虚故发易脱落。肾精不足,阴不维阳,虚热内生,故颧红,咽干,形瘦,五心烦热,舌嫩红、苔少或光剥,脉细数。精虚无以化气,肾气不足,日久真阳亦衰,故面色㿠白或黧黑,形寒肢冷,舌淡嫩,苔白或根部有浊苔,脉弱尺甚。

4.痰浊内蕴

症状:眩晕,倦怠或头重如蒙,胸闷或时吐痰涎,少食多寐,舌胖,苔浊腻或白厚而润,脉滑或弦滑,或兼结代。或兼见心下逆满,心悸怔忡,或兼头目胀痛,心烦而悸,口苦尿赤,舌苔黄腻,脉弦滑而数,或兼头痛耳鸣,面赤易怒,胁痛,脉弦滑。

病机分析:痰浊中阻,上蒙清窍,故眩晕;痰为湿聚,湿性重浊,阻遏清阳,故倦怠,头重如蒙;痰浊中阻,气机不利,故胸闷;胃气上逆,故时吐痰涎;脾阳为痰浊阻遏而不振,故少食多寐;舌胖、苔浊腻或白厚而润,脉滑、或弦滑、或兼结代,均为痰浊内蕴之征。若为阳虚不化水,寒饮内停,上逆凌心,则兼见心下逆满,心悸怔忡。若痰浊久郁化火,痰火上扰则头目胀痛,口苦;痰火扰心,故心烦而悸;痰火劫津,故尿赤;苔黄腻,脉弦滑而数,均为痰火内蕴之象。若痰浊夹肝阳上扰,则兼头痛耳鸣,面赤易怒,胁痛,脉弦滑。

5.瘀血阻络

症状:眩晕,头痛,或兼见健忘,失眠,心悸,精神不振,面或唇色紫黯。舌有紫斑或瘀点,脉弦涩或细涩。

病机分析:瘀血阻络,气血不得正常流布,脑失所养,故眩晕时作;头痛,面唇紫黯,舌有紫斑瘀点,脉弦涩或细涩均为瘀血内阻之征。瘀血不去,新血不生,心神失养,故可兼见健忘、失眠、心悸、精神不振。

六、治疗

(一)治疗原则

1.标本兼顾

眩晕多属本虚标实之证,一般在眩晕发作时以治标为主,眩晕减轻或缓解后,常须标本兼顾,如日久不愈,则当针对本虚辨治。

2.治病求本

眩晕的治疗应注意治疗原发病,如因跌仆外伤,鼻衄,妇女血崩、漏下等失血而致的眩晕,应重点治疗失血;脾胃不健,中气虚弱者,应重在治疗脾胃。一般原发病得愈,眩晕亦随之而愈。辨证论治中应注意审证求因,治病求本。

(二)治法方药

1.肝阳上亢

治法:平肝潜阳,清火息风。

方药:天麻钩藤饮加减。本方以天麻、钩藤平肝风治风晕为主药,配以石决明潜阳,牛膝、益母草下行,使偏亢之阳气复为平衡;加黄芩、栀子以清肝火;再加杜仲、桑寄生养肝肾;夜交藤、茯神以养心神、固根本。

若肝火偏盛,可加龙胆草、丹皮以清肝泻热;或改用龙胆泻肝汤加石决明、钩藤等以清泻肝火。若兼腑热便秘者,可加大黄、芒硝以通腑泄热。

若肝阳亢极化风,宜加羚羊角(或羚羊角骨)、牡蛎、代赭石之属以镇肝息风,或用羚羊角汤加减(羚羊角、钩藤、石决明、龟甲、夏枯草、生地黄、黄芩、牛膝、白芍、丹皮)以防中风变证的出现。

若肝阳亢而偏阴虚者,加滋养肝肾之药,如牡蛎、龟甲、鳖甲、何首乌、生地黄、淡菜之属。若肝肾阴亏严重者,应参考肾精不足证结合上述化裁治之。

2.气血亏虚

治法:补益气血,健运脾胃。

方药:八珍汤、十全大补汤、人参养荣汤等加减。

若偏于脾虚气陷者,用补中益气汤;若为脾阳虚衰,可用理中汤加何首乌、当归、川芎、肉桂等以温运中阳。

若以心悸、失眠、健忘为主要表现者,则以归脾汤为首选。血虚甚者,用当归补血汤,本方以黄芪五倍于当归,在补气的基础上补血,亦可加入枸杞子、山药之属,兼顾脾肾。

若眩晕由失血引起者,应针对失血原因而治之。如属气不摄血者,可用四君子汤加黄芪、阿胶、白及、三七之属;若暴失血而突然晕倒者,可急用针灸法促其复苏,内服方可用六味回阳饮,重用人参,以取益气回阳固脱之意。

3.肾精不足

治法:补益肾精,充养脑髓。

方药:河车大造丸加减。本方以党参、茯苓、熟地、天门冬、麦门冬大补气血而益真元,紫河车、龟甲、杜仲、牛膝以补肾益精血;黄柏以清妄动之相火。可选加菟丝子、山茱萸、鹿角胶、女贞子、莲子等以增强填精补髓之力。

若眩晕较甚者,可选加龙骨、牡蛎、鳖甲、磁石、珍珠母之类以潜浮阳。若遗精频频者,可选加莲须、芡实、桑螵蛸、沙苑子、覆盆子等以固肾涩精。

偏于阴虚者,宜补肾滋阴清热,可用左归丸加知母、黄柏、丹参。方中熟地、山茱萸、菟丝子、牛膝、龟甲补益肾阴;鹿角胶填精补髓;加丹参、知母、黄柏以清内生之虚热。

偏于阳虚者,宜补肾助阳,可用右归丸。方中熟地、山茱萸、菟丝子、杜仲为补肾主药;山药、枸杞子、当归补肝脾以助肾;附子、肉桂、鹿角胶益火助阳。可酌加巴戟天、淫羊藿、仙茅、肉苁蓉等以增强温补肾阳之力。

在症状改善后,可辨证选用六味地黄丸或金匮肾气丸,较长时间服用,以固其根本。

4.痰浊内蕴

治法:燥湿祛痰,健脾和胃。

方药:半夏白术天麻汤加减。方中半夏燥湿化痰,白术健脾去湿,天麻息风止头眩为主药;茯苓、甘草、生姜、大枣俱是健脾和胃之药,再加橘红以理气化痰,使脾胃健运,痰湿不留,眩晕乃止。

若眩晕较甚,呕吐频作者,可加代赭石、旋覆花、胆南星之类以除痰降逆,或改用旋覆代赭汤;若舌苔厚腻水湿盛重者,可合五苓散;若脘闷不食,加白蔻仁、砂仁化湿醒胃;若兼耳鸣重听,加青葱、石菖蒲通阳开窍;若脾虚生痰者可用六君子汤加黄芪、竹茹、胆南星、白芥子之属;若为寒饮内停者,可用苓桂术甘汤加干姜、附子、白芥子之属以温阳化寒饮,或用黑锡丹。

若为痰郁化火,宜用温胆汤加黄连、黄芩、天竺黄等以化痰泻热或合滚痰丸以降火逐痰。

若动怒郁勃,痰、火、风交炽者,用二陈汤下当归龙荟丸,并可随症酌加天麻、钩藤、石决明等息风之药。

若兼肝阳上扰者,可参用上述肝阳上亢之法治之。

5.瘀血阻络

治法:祛瘀生新,活血通络。

方药:血府逐瘀汤加减。方中当归、生地黄、桃仁、红花、赤芍、川芎等为活血消瘀主药;枳壳、柴胡、桔梗、牛膝以行气通络,疏理气机。若兼气虚,身倦乏力,少气自汗,宜加黄芪,且应重用(30~60 g),以补气行血。

若兼寒凝,畏寒肢冷,可加附子、桂枝以温经活血。

若兼骨蒸劳热,肌肤甲错,可加丹皮、黄柏、知母,重用生地黄,去柴胡、枳壳、桔梗,以清热养阴,祛瘀生新。

若为产后血瘀血晕,可用清魂散,加当归、延胡索、血竭、没药,本方以人参、甘草益气活血;泽兰、川芎活血祛瘀;荆芥理血祛风,合当归、延胡索、血竭、没药等活血去瘀药,全方具有益气活血,祛瘀止晕的作用。

(三)其他治法

1.单方验方

(1)五月艾生用45 g,黑豆30 g,煲鸡蛋服食;或川芎10 g,鸡蛋1只,煲水服食;或桑葚子15 g,黑豆12 g水煎服。治血虚眩晕。

(2)羊头1个(包括羊脑),黄芪15 g,水煮服食,或胡桃肉3个,鲜荷蒂1枚捣烂,水煎服;或桑寄生120 g水煎服。治肾精不足眩晕。

(3)生地黄30 g,钩藤30 g,益母草60 g,小蓟30 g,白茅根30 g,夏枯草60 g,山楂30 g,红花9 g,地龙30 g,决明子30 g,浓煎成160 mL,每次服40 mL,每天服2次。治瘀血眩晕。

(4)生明矾、绿豆粉各等分研末,用饭和丸如梧桐子大,每天早晚各服5丸,常服;或明矾7粒(如米粒大),晨起空腹开水送下。治痰饮眩晕。

(5)假辣椒根(罗芙木根)30~90 g,或生芭蕉根60~120 g,或臭梧桐叶30 g,或棕树嫩叶15 g,或向日葵叶30 g(鲜60 g),或地骨皮30 g,或丹皮45 g,或芥菜花30~60 g,或杉树枝30 g,或鲜车前草90 g,或鲜小蓟根30 g,或鲜马兜铃30 g,任选一种,水煎服,每天1剂。治肝阳眩晕。

(6)芹菜根10株,红枣10枚,水煎服,每天1剂,连服2星期;或新鲜柳树叶每天250 g,浓煎成100 mL,分2次服,6日为一个疗程;紫金龙粉每次服1 g,开水冲服;或草决明30 g,海带50 g,水煎服;或野菊花15 g,钩藤6 g,益母草15 g,桑枝15 g,苍耳草15 g,水煎服;或猪笼草60 g,糯稻根15 g,土牛膝15 g,钩藤15 g,水煎服;或芫蔚子30 g,玉兰花12 g,榕树寄生15 g,山楂子、叶各15 g,水煎服;或夏枯草、万年青根各15 g,水煎服;或小蓟草30 g,车前草30 g,豨莶草15 g,水煎服;或香瓜藤、黄藤藤、西瓜藤各15 g,水煎服;或桑寄生、苦丁茶、钩藤、荷叶、菊花各6 g,开水泡代茶。上述均每天1剂,治肝阳眩晕。

2.针灸

艾灸百会穴,可治各种虚证眩晕急性发作;针刺太冲穴,泻法,可治肝阳眩晕急性发作。

气血亏虚眩晕,可选脾俞、肾俞、关元、足三里等穴,取补法或灸之;肝阳上亢者,可选风池、行间、侠溪等穴,取泻法;兼肝肾阴亏者,加刺肝俞、肾俞用补法;痰浊中阻者,可选内关、丰隆、解溪等穴,用泻法。

七、转归及预后

眩晕的转归,既包括病证虚实之间的变化,又涉及变证的出现。眩晕反复发作,日久不愈,常出现虚实转化。如气血亏虚者,日久可致气血津液运行不畅,痰瘀内生,而成虚实夹杂证;肝阳上亢者,木克脾土,脾失健运,痰湿内生,而转化为痰浊中阻证。

眩晕的预后,一般来说,与病情轻重和病程长短有关。若病情较轻,治疗护理得当,则预后多属良好。反之,若病久不愈,发作频繁,发作时间长,症状重笃,则难于获得根治。尤其是肝阳上亢者,阳愈亢而阴愈亏,阴亏则更不能涵木潜阳,阳化风动,血随气逆,夹痰夹火,横窜经隧,蒙蔽清窍,即成中风危证,预后不良。如突发眩晕,伴有呕吐或视一为二、站立不稳者,当及时治疗,防止中风的发生。少数内伤眩晕患者,还可因肝血、肾精耗竭,耳目失其荣养,而发为耳聋或失明之病证。

八、预防与护理

增强人体正气,避免和消除能导致眩晕发病的各种内、外致病因素。例如,坚持适当的体育锻炼,其中太极拳、八段锦及其他医疗气功等对预防和治疗眩晕均有良好的作用;保持心情舒畅、乐观,防止七情内伤;注意劳逸结合,避免体力和脑力的过度劳累;节制房事,切忌纵欲过度;饮食尽可能定时定量,忌暴饮暴食及过食肥甘厚味,或过咸伤肾之品;尽可能戒除烟酒。这些都是预防眩晕发病及发作的重要措施。注意产后的护理与卫生,对防止产后血晕的发生有重要意义。避免突然、剧烈的主动或被动的头部运动,可减少某些眩晕证的发生。

眩晕发病后要及时治疗,注意适当休息,症状严重者一定要卧床休息及有人陪伴或住院治疗,以免发生意外,并应特别注意生活及饮食上的调理。这些措施对患者早日康复是极为必要的。

第一节　水　　肿

一、概说

体内水液潴留,泛滥肌肤,引起头面、目窠、四肢、腹部甚至全身水肿者,称为水肿。本病在《黄帝内经》称为"水",《金匮要略》称为"水气"。究其致病之因,由于外感风邪水湿,或因内伤饮食劳倦,以致水液的正常运行发生障碍,遂泛滥而为肿。按人体内水液的运行,依靠肺气之通调,脾气之转输,肾气之开阖,而三焦司决渎之权,能使膀胱气化畅行,小便因而通利。故肺、脾、肾三脏功能的障碍,对于水肿的形成,实有重大的关系。

本病的分类,《黄帝内经》曾按证候分为风水、石水、涌水。《金匮要略》从病因脉证而分为风水、皮水、正水、石水;又按五脏的证候而分为心水、肝水、肺水、脾水、肾水。至元代朱丹溪总结前人的理论与经验,将水肿分为阴水与阳水两大类。后人根据朱氏之说,在阴水、阳水两大类的基础上加以分型,对辨证有进一步的认识。

本病的治疗,在汉唐以前,主要以攻逐、发汗、利小便等为大法。其后乃增入健脾、补肾、温阳以及攻补兼施等法,在治疗上有了很大的发展。

二、病因、病机

(1)风邪外袭,肺气不宣。肺主一身之表,外合皮毛,如肺为风邪所袭,则肺气不能通调水道,下输膀胱,以致风遏水阻,风水相搏,流溢于肌肤,发为水肿。

(2)居处卑湿,或涉水冒雨,水湿之气内侵,或平素饮食不节,湿蕴于中,脾失健运,不能升清降浊,致水湿不得下行,泛于肌肤,而成水肿。如湿郁化热,湿热交蒸,而小便不利,亦可形成水肿。

(3)劳倦伤脾,兼之饥饱不调,致脾气日渐亏损。脾主为胃行其津液,散精于肺,以输布全身。今脾虚则水液不能蒸化,停聚不行,一旦土不制水,泛滥横溢,遂成水肿。

(4)房事不节,或精神过用,肾气内伤;肾虚则开阖不利,膀胱气化失常,水液停积,以至泛滥横溢,形成水肿。

综上所述,凡因风邪外侵(肺)、雨湿浸淫、饮食不节等因素而成水肿者,多为阳水;其因劳倦内伤、房事过度,致脾、肾虚而成水肿者,多为阴水。但阳水久延不退,致正气日衰,水邪日盛,亦可转为阴水。若阴水复感外邪,水肿增剧,标证占居主要地位时,又当急则治标,从阳水论治(与初起阳水实证治法,当然有所区别)。不但如此,在发病机理上,肺、脾、肾三者又是相互联系、相互影响的。正如张景岳说:"凡水肿等证,乃肺脾肾三脏相干之病。盖水为至阴,故其本在肾;水化于气,故其标在肺;水唯畏土,故其制在脾。今肺虚则气不化精而化水,脾虚则土不制水而反克,肾虚则水无所主而妄行。"从这段文字中,对本病说明在肺与肾的关系上是母子相传。如果肾水上泛,传入肺经,而使肺气不降,失去通调水道的功能,可促使肾气更虚,水邪更盛;相反,肺经受邪而传入肾经时,亦能引起同样的结果。他又说明在脾与肾的关系上是相制相助。如脾虚不能制水,水湿壅盛,必损其阳,故脾虚的进一步发展,必然导致肾阳亦衰;倘肾阳衰微,不能温养脾土,可使本病更加严重。因此,肺脾肾三脏之间的关系,以肾为本,以肺为标,而以脾为中流的砥柱,实为治疗本病的关键所在。

三、辨证施治

水肿初起,大都从目睑部开始,继则延及头面四肢以至全身。也有从下肢开始,然后及于全身的。如病势严重,可兼见腹满胸闷、气喘不得平卧等证。在治疗方法上,如《素问·汤液醪醴论》说:"平治于权衡,去菀陈莝……开鬼门,洁净府。"《金匮要略》也说:"诸有水者,腰以下肿,当利小便;腰以上肿,当发汗乃愈。"目前在临床上根据这些原则,主要有发汗、利尿、逐水,以及健脾益气、温肾降浊等法;而这几种方法,或一法独进,或数法合施,须视疾病的轻重和需要而选择应用。兹将阳水与阴水的分型证治,分别叙述如下。

(一)阳水

1.风水泛滥

(1)主证:目睑水肿,继则四肢及全身皆肿,来势迅速,肢节酸重。小便不利,

27

多有恶寒、恶风、发热等证,或咳嗽而喘,舌苔薄白,脉浮紧。或喉关红肿,舌质红而脉浮数。

(2)证候分析:水气内停,风邪外袭,风为阳邪,其性上行,风水相搏,故其肿自上起而发展迅速。邪在肌表,壅遏经隧,故肢节酸重。膀胱气化失常,故小便不利,且有恶风、寒热等表证。风水上犯于肺,则咳嗽而喘。若风热交侵,亦有喉痛或喉蛾肿大者。苔薄白,脉浮紧,是风水偏寒;舌质红,脉浮数,则是风水兼热。

(3)治法:祛风行水。

(4)方药:越婢加术汤为主方。方中麻黄、石膏宣肺清热,白术健脾制水,使肺气得通,水湿得下,则风水自除。热不甚的去石膏,加鲜茅根以清热利小便,收效亦速。表邪甚而偏寒的,去石膏,加羌活、防风。咳喘可加杏仁、陈皮;甚者加桑白皮、葶苈子以泻肺气。如咽喉红肿疼痛,则加牛蒡、象贝、黄芩之类以清肺热。

若汗出恶风,身重而水肿不退,卫阳已虚者,则宜助卫气以行水湿之邪,用防己黄芪汤加味。

2.水湿浸渍

(1)主证:肢体水肿,按之没指,小便短少,身体重而困倦,舌苔白腻,脉沉缓。

(2)证候分析:水湿之邪,浸渍肌肤,壅阻不行,故肢体水肿。水湿内聚,三焦决渎失司,膀胱气化不行,所以小便不利。水湿日增而无出路,故肿势日甚,按之凹陷没指。身重而倦,脉沉缓,苔白腻,都是水湿内停、阳气不运的征象。

(3)治法:通阳利水。

(4)方药:五苓散合五皮饮为主方。五苓散温阳利水,五皮饮消肿行水,二方合用,利水消肿之力更大。如上半身肿甚而喘者,加麻黄、杏仁。舌苔白厚,口淡,神倦脘胀,下半身肿重难行者,去桑白皮,加厚朴、川椒目、防己以行气化湿;如怯寒肢冷,脉沉迟者,再加附子、干姜以助阳化气,而行水湿。

3.湿热壅盛

(1)主证:遍身水肿,皮色润泽光亮,胸腹痞闷,烦热,小便短赤,或大便干结,舌苔黄腻,脉沉数。

(2)证候分析:水湿之邪化热,壅于肌肤经隧之间,故身水肿而润泽光亮。湿热熏蒸,气机升降失常,故胸腹痞闷而烦热。湿热下注,膀胱输化无权,故小便短赤。湿热壅滞,肠失传导,故大便干结。苔黄腻,脉沉数,乃湿热壅盛,已属里实之征。

(3)治法:分利湿热。

（4）方药:疏凿饮子为主方。本方能攻逐水湿,具有上下表里分消之力,使蓄积之水从二便排去,水去热清,则肿势自退。此为治湿热水肿实证的一般泻剂。若腹满不减,大便秘结的,可合用己椒苈黄丸以助攻泻之力,使水从大便而下泄。若证势严重,兼见气粗喘满,倚息不得卧,脉弦数有力者,为水在胸中,上迫于肺,肺气不降,宜泻肺行水为主,可用五苓、五皮等方,合葶苈大枣泻肺汤,以泻胸中的水气。

（二）阴水

1.脾阳不运

（1）主证:身肿腰以下为甚,按之凹陷不易恢复,脘闷腹胀,纳减便溏,面色萎黄,神倦肢冷,小便短少,舌质淡,苔白滑,脉沉缓。

（2）证候分析:由于中阳不足,气不化水,致下焦水邪泛滥,故身肿腰以下为甚,按之凹陷而不起。脾阳不振,运化无力,故脘闷纳减,腹胀便溏。脾虚则气不华色,阳不卫外,故面色萎黄,神倦肢冷。阳不化气,则水湿不行而小便短少。舌淡,苔白滑,脉沉缓,是脾虚水聚、阳气不运之征。

（3）治法:温运脾阳,以利水湿。

（4）方药:实脾饮为主方。方中有白术、茯苓、附子、干姜之温运脾阳,化气行水,为本方的主力。如水湿过重,可加入桂枝、猪苓、泽泻,以助膀胱之气化而利小便;便溏者,去大腹子;气虚息短者,可加人参以补元气。

又有水肿一证,由于较长期的饮食失调,或营养不足,损及脾胃而起。症见遍身水肿,晨起则头面较甚,劳动则下肢肿胀,能食而疲软乏力,大便如常,小便反多,与上述水肿不同。舌苔薄腻,脉象软弱。由于脾虚生湿,气失舒展,郁滞为肿,治宜健脾化湿,不宜分利,可用参苓白术散为主方。或加黄芪、桂枝以益气通阳,或加附子、补骨脂以温肾助阳。并可用豆类、米糠等煮服,作为辅助治疗。

2.肾阳衰弱

（1）主证:面浮,腰以下肿甚,按之凹陷不起,阴下冷湿,腰痛酸重,尿量减少,四肢厥冷,怯寒神倦,面色灰暗,舌质胖,色淡苔白,脉沉细,尺弱。

（2）证候分析:腰膝以下,肾气主之。肾阳衰微,阴盛于下,故见腰以下肿及阴下冷湿等证。腰为肾之府,肾虚而水气内盛,故腰痛酸重。肾与膀胱相表里,肾气虚弱,致膀胱气化不利,故小便量少。肾阳不足,命门火衰,不能温养肢体,故四肢厥冷,怯寒神倦。面色灰暗无华,舌质淡而胖,苔白,脉沉细尺弱,均是肾阳虚衰、水湿内盛之象。

（3）治法:温暖肾阳,化气行水。

(4)方药:真武汤为主方。本方温肾利水,使阳气得复,寒水得化,小便得利,则肿自消退。如虚寒过甚,可加葫芦巴、巴戟天、肉桂心等以温补肾阳。如喘息自汗,不得卧,可加人参、炙甘草、五味子、煅牡蛎等以防喘脱。

3.兼证

(1)如果复感寒邪,寒水相搏,肿势转甚,恶寒无汗者,本方去白芍,暂加麻黄、细辛、甘草、大枣,以温经散寒。

(2)久病阳虚未复,又见阴虚之证,水肿反复发作,精神疲倦,头晕耳鸣,腰痛遗精,牙龈出血,为阳损及阴,阴虚不能敛阳,虚阳扰动所致。治宜扶元阳,滋阴液,兼利小便以去水邪,可用大补元煎,合济生肾气丸同时并进。

凡水肿病,宜戒忿怒,远酒色,适寒温,禁食盐、醋、虾、蟹及生冷等品。一般在肿退三月后,可少盐进食,渐渐增加。

本病久而不愈,如见唇黑,脐突,足下平满,背平者,为五脏俱伤,乃属危候。又有屡次反复发作,致腹胀喘急,恶心呕吐,不思饮食,大便稀溏,或有下血者,是脾胃衰败,气不统血,亦为危重之候。

第二节 淋 证

淋证是指小便频数短涩、滴沥刺痛,欲出未尽,小便拘急,或痛引腰腹的病症。

淋之病证名称,最早见于《黄帝内经》,《金匮要略》称淋秘。"淋"是小便涩痛,淋沥不爽;"秘"指小便秘涩难通,又曰:淋之为病,小便如栗状,小腹弦急,痛引脐中。清·顾靖远《顾松园医镜》曰"淋者,欲尿而不能出,胀急痛甚;不欲尿而点滴淋沥。"对本病症状,作了形象的描述。

淋证的分类,在《中藏经》载:有冷、热、气、血、劳、膏、虚、实8种。《备急千金要方》提出"五淋"之名。《外台秘要》指出五淋是石淋,气淋,膏淋,劳淋,热淋。后代医家沿用五淋之名,现代医家分为气淋,血淋,热淋,膏淋,石淋,劳淋6种。

一、病因、病机

淋证病位在于膀胱和肾,且与肝脾有关。中医认为,肾与膀胱通过静脉互为络属,膀胱的贮尿和排尿功能依赖于肾阳的气化,肾气充足,则固肾有权,膀胱开合有度,反之肾的气化失常,固摄无摄,则出现尿频尿急,尿痛或是小便不利等症。又肝主疏泄,有调畅气机,促进脾脏运化的功能。脾的运化水液功能减退,必致水液停滞在体内,产生湿浊等病理产物。

淋证的病因是以膀胱湿热为主,亦有因肾虚和气郁而发,其病机主要是湿热蕴结下焦,导致膀胱气化不利。

据临床所见,淋证以实证居多,若病延日久,又可从实转虚,或以虚实并见,多食辛辣肥甘之品,或嗜酒太过酿成湿热,影响膀胱的气化功能。若小便灼热刺痛者为热淋;若湿热蕴积,尿液受其煎熬,日积月累,尿中杂质凝结为砂仁,则为石淋;若湿热蕴结于下,以致气化不利,无以分清泌浊,脂液随小便而去,小便如脂如膏,则为膏淋,若热盛伤络迫血,妄行,小便涩痛有血,或肾阴亏虚,虚火灼络,尿中夹血,则为血淋;如久淋不愈,湿热之邪,耗伤正气或年老久病,房劳等可致脾肾亏虚,遇劳即发者,为劳淋;恼怒伤肝,气郁化火,或气火郁于下焦,或中气不足,气虚下陷者,则为气淋。肾气亏虚,下元不固,不能制约脂液,尿液混浊则为膏淋。

淋证多见于现代医学的泌尿系统感染,肾结核,尿路结石,肾盂肾炎,膀胱癌,前列腺炎,老年前列腺肥大,前列腺癌及各种原因引起的乳糜尿等疾病。

二、辨证论治

(一)热淋

症见:小便短数,灼热刺痛,溺色黄赤,小腹拘急胀痛,或有寒热等,舌苔黄腻,脉滑数。

治法:清热利湿通淋。

方药:用八正散加减。

处方:萹蓄,瞿麦,木通,车前子,滑石,大黄,山栀子,甘草梢,川楝子,土茯苓。加减:大便秘结者,可重用生大黄,并加枳实以通腑泄热,小便涩痛剧烈,可配用琥珀,川牛膝,天台乌,行气止痛。

(二)石淋

症状:尿中挟砂石,小便难涩,或突然中断,腰腹剧痛难忍,舌红,苔黄脉数。

治法:清热利湿,通淋排石。

方药:方选石韦散合三金汤。处方:石韦、冬葵子、金钱草、鸡内金、瞿麦、滑石、海金砂、川楝子、玄胡等。

加减:若体壮者,可重用金钱草50～80 g,如见尿中带血,可加小蓟,生地黄,藕节。

(三)气淋

症见:属肝郁气滞者,小便涩滞,淋沥不尽,少腹满痛,舌苔薄白,脉沉弦。

治法:利气疏导。

方药:可选用沉香散。

处方:沉香、石韦、滑石、当归、橘皮、白芍、王不留行,青皮等。

如属中气不足者,可用补中益气汤。处方:黄芪、党参、白术、升麻、柴胡、大枣、川楝子、川牛膝等。

(四)血淋

症见:属湿热下注者,小便热涩刺痛,尿涩深红,或排出血丝,血块,舌红苔黄腻,脉滑数。

方药:方选小蓟饮子合导赤散。

处方:生地黄、小蓟、通草、滑石、蒲黄、竹叶、甘草梢、当归、瞿麦、白茅根、木通、侧柏炭、茜草炭、车前草、炒栀子炭。

属阴虚火旺者:方药用知柏地黄汤加味。

属心脾两虚者:方药归脾汤:处方:黄芪,党参,白术,茯苓,桂圆肉,枣仁,木香,当归,大枣,远志,仙鹤草,茜草炭,侧柏炭。

(五)膏淋

症状:属湿热下注者:小便混浊,如米泔水,尿道热涩疼痛,舌红,苔腻,脉滑数。治法:清热利湿,分清泌浊。

方药:萆薢分清饮加减。处方:川草薢,石菖蒲,黄柏,茯苓,丹参,泽泻,薏仁,益智仁,车前子,白术,莲子芯等。

属肾虚不固者:淋久不已,淋出如脂,涩痛虽见减轻,见形体日渐消瘦者。治法:补肾固涩。

方药:方选都气丸加味。处方:五味子,熟地黄,枣皮,山药,茯苓,泽泻,丹皮,芡实,金樱子,煅龙骨,煅牡蛎。

(六)劳淋

症状:尿涩痛不甚明显,但淋沥不已,时作时止,遇劳即发,腰膝酸软,神疲乏力,舌质淡,脉虚弱。

治法:健脾益肾。

方药:方用无比山药丸加减。处方:山药,茯苓,泽泻,熟地,枣皮,巴戟天,菟丝子,杜仲,怀牛膝,五味子,淡大云,赤石脂等。

属肾阴不足者,用六味地黄丸。属肾气虚者,用菟丝子汤(丸)。兼见畏寒肢冷者为肾阳虚,用金匮肾气丸。

结语:淋证是多种原因引起的疾病。临床但见有小便淋漓而痛者,不论起病缓急,均可诊为淋病(证)。而六淋之症各有特殊。如石淋,以排出砂石为主,膏淋,排出小便混浊如米泔水,或滑利如晦膏;血淋,溺血而痛,气淋,则少腹胀满明显,尿有余沥;热淋,必见小便刺痛;劳淋:常遇劳复发,小便淋漓不已。淋证虽有六淋之分,但各淋之间,可互相转化,病情的转归亦有虚实相兼,故辨治上要分清虚实审查证候的标本缓急,并应注意以下几点。

(1)热淋多初起伴有发热恶寒,此为湿热熏蒸,邪正相搏所致,虽非外邪袭表,发汗解表自非所宜,况且热淋乃膀胱有热,阴液易耗,若妄投辛散发表之品,不仅不能退热,反有劫伤营阴之弊。故仲景曾告诫:"淋家不可发汗。"后世尚有"淋家忌补"之说。这是治疗淋证初起和虚实夹杂时,必须注意的。如若过早滥用温补,腻补,易造成湿热化燥,或寇邪留恋,使病情迁延难愈。若见本虚标实,也宜育阴清化,标本兼顾,方能奏效。

(2)淋证初起,多由下焦湿热引起,湿热交结,得热易发,故治疗剂量要足,要有连贯性,"祛邪务尽"。后期亦虚实夹杂居多,治疗应持续"祛邪扶正"发则,使之邪去正安。

(3)治疗气淋,石淋,可配用理气药,如沉香,木香,青皮,枳壳,乌药等。意在舒展宣通气机。另石淋兼有大便秘结者,可配用大黄、芒硝是取其通腑散结助排石之用。

(4)淋证在治疗期间,应嘱患者多饮开水,增加尿液使邪有出路。规劝患者饮食宜清淡,禁食肥腻,辛辣,香燥之品,防湿热内生,注意休息,节房事,防损肾气。保持外阴清洁,防外感以免病情反复影响治疗效果。

三、尿路感染的中医辨证论治

(一)概述

尿路感染统属于中医学"淋证"范畴。中医学对本病的定义为"小便频数短涩,滴沥刺痛,少腹拘急,痛引腰腹的病症"。"热"在本病发生发展中极为重要,或为湿热,或为郁热,或为虚热,总与"热"有关。因于此,《丹溪心法·淋》提出"淋有五,皆属于'热'"的观点,为后人称道。

但是对于本病,我们不得不正视其容易反复发作的特性。因为此特性,致久病而伤正,导致虚实夹杂,治疗时需要祛邪扶正兼顾。这也是巢元方《诸病源候论·淋病诸侯》提出来"诸淋者,由肾虚而膀胱热故也"的原因。上述两种观点的有机结合也是现今治疗尿路感染的主要中医理论基石,临证不可不思。

(二)辨证论治

1.膀胱湿热型

(1)症见:小便频数,短涩刺痛,点滴而下,急迫灼热,溺色黄赤,少腹拘急胀痛,或发热恶寒,口苦呕恶,或腹痛拒按,大便秘结,舌红,苔黄腻,脉滑数。

(2)病机:多食辛辣肥甘之品,或嗜酒过度,酿成湿热,下注膀胱;或下阴不洁,湿热秽浊毒邪侵入膀胱,酿成湿热;或肝胆湿热下注皆可使湿热蕴结下焦,膀胱气化不利,发为淋证。甚至因湿热炽盛,可灼伤脉络,破血妄下,可导致血随尿出;另外湿热久蕴,煎熬尿液,日积月累,可结成砂石,同时湿热蕴结,膀胱气化不利,不能分清别浊,亦可导致脂液随小便而出。

(3)治法:清热解毒,利湿通淋。

(4)方药:八正散加减。

(5)基本方:丝通草10 g,瞿麦15 g,萹蓄15 g,车前草30 g,滑石30 g(包),炒山栀10 g,制大黄12 g,灯芯草10 g,甘草6 g。

(6)加减:如伴有砂石集聚,可加金钱草,海金沙,鸡内金各30 g以加强排石消坚,同时配合车前子,冬葵子,留行子加强排石通淋。如伴有尿血滴沥,可加小蓟草,生地黄,生蒲黄,白茅根等加强清热凉血,止血;如伴有尿中如脂如膏,可加用萆薢,菖蒲,黄柏,莲子心,茯苓等清利湿浊;如伴有少腹胀闷疼痛,可加用沉香,陈皮,小茴香利气,当归,白芍,柔肝,甚至可配合青皮,乌药,川楝子,槟榔加强理气止痛之力。

同时,大肠埃希菌仍是尿路感染主要的致病菌,按照现代药理学研究成果诸如红藤,败酱草,蒲公英等对此类细菌效果较好,临床亦可参照使用。

2.肝郁气滞型

(1)症见:小便涩痛,淋漓不尽,小腹胀满疼痛,苔薄白,脉多沉弦。兼虚者可表现为尿时涩滞,小便坠胀,尿有余沥,面色不华,舌质淡,脉虚细无力。

(2)病机:因情志失和,恼怒伤肝,肝失疏泄;或气郁于下焦,久郁化火,循经下注膀胱。均可导致肝气郁结,膀胱气化不利,发为本病。

(3)治法:实证宜利气疏导,虚证宜补中益气,实证用沉香散,虚证用补中益气汤。

(4)基本方1(无虚证):沉香5 g,橘皮10 g,当归10 g,白芍15 g,甘草6 g,石革 15 g,冬葵子15 g,滑石 30 g(包),王不留行 15 g,胸闷肋胀者,可加青皮,乌药,小茴香以疏肝理气;日久气滞血瘀者,可加红花,赤芍,川牛膝以活血化瘀。

(5)基本方 2(有虚证):生黄芪15 g,党参 10 g,炙甘草 6 g,白术 15 g,当归10 g,陈皮 10 g,升麻 6 g,柴胡 6 g,滑石 30 g,车前草 30 g,黄柏 10 g,土茯苓30 g。

3.脾肾亏虚型

(1)症见:小便不甚赤涩,但淋沥不已,时感小便涩滞,时作时止,遇劳即发,腰膝酸软,神疲乏力,舌质淡,脉细弱。

(2)病机:久淋不愈,湿热耗伤正气;或劳累过度,房事不节或年老,久病,体弱,皆可致脾肾亏虚。脾虚而中气不足,气虚下陷;或肾虚而下元不固,肾失固摄,不能制约脂液,脂液下注,随尿而去;或肾虚而阴虚火旺,火热灼伤脉络,血随尿出;或病久伤正,遇劳即发者,发则为淋。

(3)治法:健脾补肾,佐以清化湿热。

(4)方药:知母地黄汤加减。

(5)基本方:知母 10 g,黄柏 10 g,生地黄 15 g,山药 15 g,枣皮 10 g,牡丹皮12 g,茯苓 15 g,泽泻 12 g,金樱子 30 g,车前子15 g(布包),滑石 30 g(布包),玉米须 15 g。

(6)加减:如伴有阴虚火旺,尿血明显者,加女贞子,旱莲草各20 g,如神疲乏力明显,气短自汗,加用生黄芪 30 g,党参 15 g,生薏苡仁 30 g,竹叶 10 g。

第三节　癃　　闭

癃闭主要是由于肾和膀胱气化失司而导致尿量减少,排尿困难,甚则小便闭塞不通为主症的一种疾患。其中又以小便不利、点滴而短少、病势较缓者称为"癃";以小便闭塞、点滴不通,病势较急者称为"闭"。癃和闭虽有区别,但都是指排尿困难,只有程度上的不同,因此多合称为癃闭。

一、病因、病机

本病的发生,除与肾、膀胱密切相关外,还和肺、脾、三焦有关。若肺失肃降,不能通调水道;脾失转输,不能升清降浊;肾失蒸化,关门开合不利;肝郁气滞、瘀血阻塞影响三焦的气化,均可导致癃闭的发生。

（一）湿热蕴结

过食辛辣厚味,酿湿生热,湿热不解,下注膀胱,或湿热素盛,肾热下移膀胱,膀胱湿热阻滞,气化不利,而为癃闭。

（二）肺热气壅

肺为水之上源,热壅于肺,肺气不能肃降,津液输布失常,水道通调不利,不能下输膀胱;又因热气过盛,下移膀胱,以致上下焦均为热气闭阻,而成癃闭。

（三）脾气不升

劳倦伤脾,饮食不节,或久病体弱,导致脾虚而清气不能上升,则浊气难以下降,小便因而不利。

（四）肾元亏虚

年老体弱或久病体虚,肾阳不足,命门火衰,气不化水,是以"无阳则阴无以化",而致尿不得出;或因下焦积热,日久不愈,耗损津液,以致肾阴亏耗,水府枯竭而无尿。

（五）肝郁气滞

七情所伤,引起肝气郁结,疏泄不及,从而影响三焦水液的运化及气化功能,致使水道通调受阻,形成癃闭。且从经脉的分布来看,肝经绕阴器,抵少腹,这也是肝经有病,导致癃闭的原因。

（六）尿路阻塞

瘀血败精,或肿块结石,阻塞尿路,小便难以排出,因而形成癃闭。

二、辨证要点

（1）小便不利,点滴不畅,或小便闭塞不通,尿道无涩痛,小腹胀满。

（2）多见于老年男性,或产后妇女及手术后的患者。

三、类证鉴别

淋证:淋证以小便频数短涩,滴沥刺痛,欲出未尽为特征,其小便量少,排尿困难与癃闭相似,但淋证尿频而疼痛,每天排出小便的总量多正常。癃闭无排尿刺痛,每天小便总量少于正常,甚则无尿排出。

四、辨证论治

若尿热赤短涩、舌红、苔黄、脉数者属热;若口渴欲饮、咽干、气促者,为热壅于肺;若口渴不欲饮,小腹胀满者,为热积膀胱;若时欲小便而不得出、神疲乏力者,属虚;若年老排尿无力,腰膝酸冷,为肾虚命门火衰;若小便不利兼有少腹坠胀,肛门下坠者,为脾虚中气不足;若尿线变细或排尿中断、腰腹疼痛、舌质紫黯者,属浊瘀阻滞。

辨别虚实的主要依据:若起病较急,病程较短,体质较好,尿流窘迫,赤热或短涩,苔黄腻或薄黄,脉弦涩或数,属于实证;若起病较缓,病程较长,体质较差,尿流无力,精神疲乏,舌质淡,脉沉细弱,属于虚证。

治疗原则:癃闭的治疗应根据"腑以通为用"的原则,着眼于通。实证治宜清湿热、散瘀结、利气机而通水道;虚证治宜补脾肾、助气化、使气化得行,小便自通。此外,根据"上窍开则下窍自通"的理论,尚可应用开提肺气的治法,开上以通下,即所谓"提壶揭盖"之法治疗。若小腹胀急,小便点滴不下,内服药物缓不济急,应配合导尿或针灸以急通小便。

(一)实证

1.膀胱湿热

(1)证候:小便点滴不通,或量少而短赤灼热、小腹胀满。口苦口黏,或口渴不欲饮或大便不畅。舌苔根黄腻,舌质红,脉濡数。

(2)治法:清热利湿,通利小便。

(3)方药:八正散加减。若兼心烦,口舌生疮糜烂者,可合导赤散。若湿热久恋下焦,又可导致肾阴灼伤,可改用滋肾通关丸加生地黄、车前子、牛膝等,以滋肾阴,清湿热而助气化;若因湿热蕴结日久,三焦气化不利,小便量极少或无尿,面色晦滞,胸闷烦躁,恶心呕吐,口中尿臭,甚则神昏谵语,舌暗红、有瘀点、瘀斑等,治宜降浊和胃,清热化湿,方用黄连温胆汤加大黄、丹参、车前子、白茅根、泽兰叶等。

2.肺热壅盛

(1)证候:小便不畅或点滴不通、呼吸急促或咳嗽,咽干,烦渴欲饮。舌苔薄黄,脉滑数。

(2)治法:清肺热,利水道。

(3)方药:清肺饮。

3.肝郁气滞

(1)证候:小便不通或通而不爽、胁腹胀满,多烦善怒。舌苔薄黄,舌红,脉弦。

(2)治法:疏调气机,通利小便。

(3)方药:沉香散加减。可合六磨汤加减。

4.尿道阻塞

(1)证候:小便点滴而下,或尿如细线,甚则阻塞不通,小腹胀满疼痛,舌紫暗或有瘀点、瘀斑,脉细涩。

(2)治法:行瘀散结,通利水道。

(3)方药:代抵当丸。

(二)虚证

1.脾气不升

(1)证候:时欲小便而不得出,或尿量少而不爽利,小腹坠胀。气短,语声低微,精神疲乏,食欲缺乏,舌质淡,舌边有齿印,脉细弱。

(2)治法:升清降浊,化气利尿。

(3)方药:补中益气汤合春泽汤。若气虚及阴,脾阴不足,清气不升,气阴两虚,症见舌质红者,可改用补阴益气煎;若脾虚及肾,而见肾虚证候者,可加用济生肾气丸,以温补脾肾,化气利尿。

2.肾阳衰惫

(1)证候:小便不通或点滴不爽,排出无力,畏寒怕冷,腰膝冷而酸软无力。面色㿠白,神气怯弱,舌质淡,苔白,脉沉细尺弱。

(2)治法:温补肾阳,化气利尿。

(3)方药:《济生》肾气丸为主方。若兼有脾虚证候者,可合补中益气汤或春泽汤同用。若因肾阳衰惫,命火式微,致三焦气化无权,浊阴内蕴,症见小便量少,甚至无尿、呕吐、烦躁、神昏者,治宜千金温脾汤合吴茱萸汤,以温补脾肾,和胃降浊。

第四节 阳　痿

　　阳痿是指性交时阴茎不能勃起,或勃起不能维持,以致不能完成性交全过程的一种病证。多由于虚损、惊恐或湿热等原因致使宗筋失养而弛纵,引起阴茎萎弱不起,临房举而不坚。古代又称"阴痿""筋痿""阴器不用""不起"等。明代《慎斋遗二悟》始见阳痿病名,此后该病名逐渐被后世医家所沿用。勃起障碍亦是阳痿的同义词。

现存最早的中医文献《马王堆医书》，已对阳痿有了初步的认识。竹简《十问》认为生殖器官"与身俱生而先身死"的原因为"其使甚多，而无宽礼"。竹简《天下至道谈》指出性功能早衰的原因是"卒而暴用，不待其壮，不忍两热，是故疤伤"。这是对阳痿最早的病因学认识。帛书《养生方》和竹简《天下至道谈》认为勃起"不大""不坚""不热"的病机为肌（肤）、筋、气三者不至，而正常须"三至乃入"。这是对阳痿病机的最早论述。

阳痿一病，《黄帝内经》称为"阴痿"（《灵枢·邪气脏腑病形》）、"阴器不用"（《灵枢·经筋》），或"宗筋弛纵"（《素问·痿论篇》）。《黄帝内经》把阳痿的成因，归之于"气大衰而不起不用"（《素问·五常政大论篇》）、"热则筋弛纵不收，阴痿不用"（《灵枢·经筋》），认识到虚衰和邪热均可引起本病。《黄帝内经》认识到阳痿的发病与肝关系密切，为后世医家从肝论治阳痿提供了理论依据。其肾气理论，对补肾法治疗阳痿理论的形成有一定影响。

隋唐诸家多从劳伤、肾虚立论。如《诸病源候论·虚劳阴痿候》说："劳伤于肾，肾虚不能荣于阴器，故萎弱也。"孙思邈特别注重男子的阳气，认为阳气在男子性功能活动中，起着至关重要的作用，指出："男子者，众阳所归，常居于燥，阳气游动，强力施泄，则成虚损损伤之病。"其治阳痿，多从温肾壮阳入手，并注重固护阴精，在其所列的约 30 首治阳痿方中，如五补丸、肾气丸、天雄丸、石硫黄散等，均以补肾壮阳药为主。《外台秘要·虚劳阴痿候》说："病源肾开窍于阴，若劳伤于肾，肾虚不能荣于阴气，故痿弱也""五劳七伤阴痿，十年阳不起，皆繇少小房多损阳。"认识到阳痿是虚劳的一种病机反应，起于房劳伤肾，肾中精气亏损，阳气不足所致。故《外台秘要》在治疗上多选用菟丝子、蛇床子、肉苁蓉、续断、巴戟天等温肾壮阳、填精补髓之品。

宋明诸家对阳痿的理法方药大有发挥。《济生方·虚损》说："五劳七伤，真阳衰惫……阳事不举。"进一步确认阳痿是虚劳所致。张景岳认为"肾者主水，受五脏六腑之精而藏之"，倡"阳非有余，真阴不足"论，提出"壮水之主，以制阳光；益火之源，以消阴翳"，在"六味""八味"启发下，创"阴中求阳""阳中求阴"之左归、右归，以峻补肾阴肾阳治疗阳痿，提出"凡男子阳痿不起，多由命门火衰，精气清冷……但火衰者，十居七八，而火盛者，仅有之耳"的著名论断。然而，亦有医家从肾虚论治阳痿之外另立法门，王纶在《明医杂著》中指出："男子阳痿不起，古方多云命门火衰，精气虚冷，固有之矣。然亦有郁火甚而致痿者。"并主张肝经湿热和肝经燥热分别用龙胆泻肝汤和六味地黄丸治疗。

清代医家对阳痿的研究各有补充。《杂病源流犀烛·前阴后阴源流》指出：

"又有精出非法,或就忍房事,有伤宗筋……又有失志之人抑郁伤肝,肝木不能疏达,亦致阴痿不起。"《类证治裁·阳痿》提出"先天精弱者"也可引起阳痿的观点。这些论述表明对阳痿成因的认识,越来越深入。《辨证录》主张阳痿应治心,创制"心包火大动"之莲心清火汤,治"君火先衰,不能自主"之起阴汤,治"心火抑郁而不开"之宣志汤、启阳娱心丹,治"心包火衰"之救阳汤,善用莲子、远志、柏子仁、石菖蒲、酸枣仁、茯神等治疗阳痿。《临证指南医案》将阳痿分为 6 种证候,并分列治法,少壮及中年患此,色欲伤及肝肾,用峻补真元、兼血肉温润之品缓调之;恐惧伤肾,治宜固肾,稍佐升阳;思虑烦劳而成者,心脾肾兼治;郁损生阳者,必从胆治;湿热为患者,治用苦味坚阴,淡渗去湿,湿去热清而病退;阳明虚宗筋纵者,通补阳明。韩善征《阳痿论》重视辨证,以虚实论阳痿,反对滥用燥烈温补,指出:"独怪世之医家,一遇阳痿,不问虚实内外,概与温补燥热。若系阳虚,幸而偶中,遂自以为切病;凡遇阴虚及他因者,皆施此法,每用阴茎反见强硬,流精不止,而为强中者;且有坐受温热之酷烈,而精枯液涸以死者。"说明古代医家已经认识到不问病机,但求温肾壮阳之危害。至此,阳痿的理法方药已具有相当丰富的内容。

西医学的功能性勃起功能障碍,血管、神经、内分泌等因素引起的器质性勃起功能障碍和某些慢性疾病表现有阳痿症状者,可参考本节内容进行辨证施治。

一、病因、病机

阳痿乃宗筋失养而弛纵。有由于恣情纵欲,耗伤真元,命门火衰,宗筋失于温煦而致;有因先天禀弱或后天食少,禀赋不足而引起;有由于忧思气结,伤及肝脾,精微失布,宗筋失养而引起;有因湿热侵袭,或内蕴湿热,循肝经下注宗筋,宗筋弛纵而引起;还有因瘀血阻塞阳道而致者。上述种种原因均可导致阳痿,其病机各有特点。

(一)命门火衰

多由房劳过度,或少年误犯手淫,以致精气虚损,命门火衰引起阳事不举。《诸病源候论·虚劳阴痿候》说:"劳伤于肾,肾虚不能荣于阴器,故萎弱也。"

(二)抑郁伤肝

情志不遂,所愿不得,或悲伤过度,郁郁寡欢,致肝气郁结;暴怒气逆,肝疏泄太过,均可致肝失条达,气血不畅,宗筋失充,致阳痿不举。《素问·痿论篇》曰:"思想无穷,所愿不得,意淫于外,入房太甚,宗筋弛纵,发为筋痿,乃为白淫。"《杂病源流犀烛·前阴后阴源流》曰:"又有失志之人,抑郁伤肝,肝木不能舒达,亦致阴痿不起。"

（三）湿热下注

水道失畅，水湿留滞经络，郁久变生湿热；过食肥甘，嗜酒过度，亦可变生湿热，浸淫肝经，下注宗筋，而致阳痿。《灵枢·经筋》曰："伤于热则筋弛纵不收，阴痿不用。"《临证指南医案·阳痿》曰："更有湿热为患者，宗筋弛纵而不坚。"《类证治裁》曰："亦有湿热下注，宗筋弛纵而致阳痿者。"郭诚勋《证治针经》曰："湿热为患，宗筋必弛纵而不坚举。"

（四）阳明受损

思虑忧郁，损伤心脾，则病及阳明、冲脉。且脾胃为水谷之海，生化之源，脾胃虚必致气血不足，宗筋失养，而导致阳痿。《素问·痿论篇》曰："阳明者，五脏六腑之海，主润宗筋。"《景岳全书·阳痿》曰："凡思虑焦劳忧郁太过者，多致阳痿，盖阳明总宗筋之会……若以忧思太过，抑损心脾则病及阳明冲脉，宗筋为精血之孔道，阳明实宗筋之化源，阳明衰则宗筋不振……气血亏而阳道斯不振矣。"

（五）血脉瘀滞

无论何种病因形成的瘀血，均可导致阳痿，因瘀血阻于络脉，宗筋失养，难以充盈，致阴器不用。《证治概要》曰："阴茎以筋为体，宗筋亦赖气煦血濡，而后自强劲有力。"清代韩善征《阳痿论》曰："盖跌仆则血妄行，每有瘀滞精窍，真阳之气难达阴茎，势遂不举。"

二、诊断与鉴别诊断

（一）诊断

凡男子阴茎痿弱不起，临房不举，或举而不坚，不能完成性事者，均可诊断为阳痿。

（二）鉴别诊断

1.老年生理性阳痿

此为正常的生理现象，应与病理性阳痿相鉴别。

2.勃起不坚

通常是指在性交时，射精之前阴茎勃起不坚硬，但可完成性交过程。往往因性交勃起不坚硬求诊，与阳痿患者之阴茎不能纳入阴道或性交过程中因勃起不坚硬、勃起难以维持以致不能完成性交过程不同。

三、辨证

(一)辨证要点

1.辨别有火无火

阳痿而兼见面色㿠白、畏寒肢冷、舌淡苔白、脉沉细者,是为无火;阳痿而兼见烦躁易怒、小便黄赤、苔黄腻、脉濡数或弦数者,是为有火。其中辨证的依据,以脉象、舌苔为主。

2.分清虚实

由于恣情纵欲、思虑、抑郁、惊恐所伤者,多为脾肾亏虚,命门火衰,属于虚证;由于肝郁化火、湿热下注、瘀血阻络致宗筋弛纵者,属于实证。青壮年多实证,老年人多虚证。

3.明辨病位

因病因涉及的部位不同,阳痿的病位亦不同。因郁、怒等情志所伤者,病位在肝;湿热外袭者,病位多在肝经;内蕴湿热者,往往先犯脾,后侮肝;房室劳伤、命门火衰者,则病在肾。临床上有时单一脏腑发病,亦可累及多个脏腑经络。

此外,阳痿尚有虚寒和虚热证者。阳痿虚寒证,多表现为命门火衰,临床可兼见腰膝酸冷、肢体畏寒、夜尿频作、小便清长、舌质淡、脉沉细迟。阳痿虚热证,多表现为肾阴亏虚、阴虚火旺,临床可兼见五心烦热、潮热盗汗、舌质红、舌苔薄黄或剥脱、脉象细数。

(二)证候

1.命门火衰

症状:阳事不举,精薄清冷,头晕耳鸣,面色㿠白,精神萎靡,腰膝酸软,畏寒肢冷。舌淡苔白,脉沉细。

病机分析:恣情纵欲,斫丧太过,精气亏虚,命门火衰,故见阳事不举,精薄清冷;肾精亏耗,髓海空虚,故见头晕耳鸣,五脏之精气不能上荣于面,故见面色㿠白;腰为肾之府,精气亏乏,故见腰膝酸软;精神萎靡、畏寒肢冷、舌淡苔白、脉沉细,均为命门火衰之象。

2.抑郁伤肝

症状:阳痿伴见胸胁胀满,或窜痛,善太息,情志抑郁,咽部如物梗阻。舌淡少苔,脉弦。

病机分析:肝主宗筋,肝气抑郁可致阳痿;肝主疏泄,疏泄不及则为肝气郁结,情志抑郁不畅;肝为刚脏,其性躁烈,肝气郁结,气机紊乱则胸胁窜痛或胀满;气机不畅,阻于咽部则为梅核气;脉弦为肝气郁结的表现。阳痿之肝气郁结证患者,往往平素多疑善虑,性情懦弱,难以抵制外界之情志刺激。

3.湿热下注

症状:阴茎痿软,阴囊潮湿、臊臭,下肢酸困,小便黄赤。苔黄腻,脉濡数。

病机分析:湿阻下注,宗筋弛纵,故见阴茎痿软;湿阻下焦,故见阴囊潮湿、下肢酸困;热蕴于内,故见小便黄赤、阴囊臊臭;苔黄腻、脉濡数,均为湿热内阻之征。

4.阳明受损

症状:阳事不举,面色欠华,纳少腹胀,少气懒言。舌淡苔白,脉缓弱。

病机分析:阳明主胃,胃为水谷之海,主化营卫而润宗筋,饮食劳倦或思虑过度伤及脾胃,气血生化受损,宗筋失润,故"阳道外衰";脾主运化,运化失职则纳少、腹胀、饭后尤甚;脾虚精微无以敷布,则面色萎黄或㿠白;舌淡苔白、脉缓弱,均为脾胃气虚之征象。

5.血脉瘀滞

症状:阳痿不举,面色黧黑,阴茎色泽紫黯发凉或睾丸刺痛。舌紫黯或有瘀斑,舌下静脉怒张,脉涩。

病机分析:跌打损伤,或强力入房,久病伤络,气血运行不畅,瘀血阻滞阴茎脉络,不能充盈宗筋,宗筋失其润养而难振;经络不通,瘀血阻于睾丸,则阳痿伴见睾丸刺痛;舌质紫黯或有瘀斑、瘀点、脉涩是瘀血阻络典型的征象。

四、治疗

(一)治疗原则

阳痿属虚者宜补,属实者宜泻,有火者宜清,无火者宜温。命门火衰者,阳气既虚,真阴多损,且肾恶燥,故温补之法,忌纯用刚热燥涩之剂,宜血肉温润之品。肝气郁结者,应以疏达肝气为主。湿热下注者,治用苦味坚阴,淡渗祛湿,即《黄帝内经》所谓"肾欲坚,急食苦以坚之"的原则。瘀血阻络者,以活血通络为治。

阳痿单纯由命门火衰所致者,临床上并不多见。若阳痿他证误用温肾壮火治疗,则可导致复杂的变证。如肝气郁结误用壮阳,则可肝郁化火,抑或徒伤肝肾之阴;肝经湿热误用壮阳,犹如火上加炭,使肝木焦萎;瘀血阻络误用壮阳,则伤津耗血,血液黏稠,血行更加不畅,反加重阳痿,临床尤应注意。

(二)治法方药

1.命门火衰

治法:温补下元。

方药:可选用右归丸、赞育丹、扶命生火丹、壮火丹等。诸方中既有温肾壮阳的药物,如鹿角胶、菟丝子、淫羊藿、肉苁蓉、韭子、蛇床子、杜仲、附子、肉桂、仙茅、巴戟天、鹿茸、补骨脂等,又配伍养血滋阴的药物,如熟地、当归、枸杞子、山茱萸、五味子等,以达到阴阳相济的目的,所谓"阳得阴助而生化无穷"。若火不甚衰,只因气血薄弱者,治宜左归丸、全鹿丸、火土既济丹等。

2.抑郁伤肝

治法:疏肝解郁。

方药:逍遥散合四逆散加白蒺藜、紫梢花、川楝子、醋延胡索。方中柴胡、枳实、薄荷疏肝解郁;当归、白芍柔肝养阴;炙甘草缓肝之急;白蒺藜入肝经,通阳气;紫梢花入肝经,专治阳痿;川楝子、醋延胡索一入气分,一入血分,可疏肝解郁止痛。诸药合用,共奏疏肝理气治疗阳痿之功。

3.湿热下注

治法:清化湿热。

方药:龙胆泻肝汤加减。方中龙胆草、黄芩、栀子清肝泻火,柴胡疏肝达郁,木通、车前、泽泻清利湿热;当归、生地黄养阴、活血、凉血,与清热泻火药物配伍,泻中有补,使泻火之药不致苦燥伤阴。若症见梦中举阳,举则遗精,寐则盗汗,五心烦热,腰膝酸软,舌红少津,脉弦细数,为肝肾阴伤,虚火妄动,治宜滋阴降火,方用知柏地黄丸合大补阴丸加减。若症见阴囊潮湿,阳事不举,腰膝沉重,或腰冷而重,尿清便溏,舌苔白腻,脉濡缓,为阴湿伤阳,治用九仙灵应散外洗。

4.阳明受损

治法:补气、健脾、和胃。

方药:九香长春饮加减。方中九香虫为君药,健脾益胃,善治阳痿;露蜂房、人参健脾益气起痿;黄芪、白术、茯苓、泽泻运脾治湿,为臣药;山药、白芍药补脾益阴,防诸药之过,为佐药;桂枝醒脾通络,引药直达病所,炙甘草健脾和胃,调和诸药,为使药。诸药配伍,共奏治疗中焦气虚之阳痿的功效。

5.血脉瘀滞

治法:活血化瘀通络。

方药:蜈蚣达络汤加减。方中蜈蚣为君药,通瘀达络,走窜之力最强;川芎、丹参、赤芍、水蛭、九香虫、白僵蚕为臣药,助蜈蚣达络之力;柴胡理气、黄芪补气、紫梢花理气壮阳,共为佐药;牛膝引药下行为使药。诸药配伍,共奏理气活血、通瘀达络以治阳痿之效。亦可用血府逐瘀汤加水蛭、地龙、路路通。方中水蛭、地龙、路路通活血入络脉;当归、牛膝、红花、桃仁、赤芍、川芎养血活血化瘀;生地黄滋阴,柴胡疏肝理气;枳壳、桔梗、甘草宣利肺气,通利血脉。统观全方,共奏益气、和血、通络之功效。

（三）其他治法

1.单方验方

抗痿灵：蜈蚣 18 g，当归、白芍、甘草各 60 g，共研细末，分成 40 包，每服半包至 1 包，早晚各 1 次，空腹白酒或黄酒送服。15 天为 1 个疗程。

2.针灸

针灸对本病有较好的疗效，可以同时配合应用。常用的穴位有关元、中极、命门、三阴交等。

五、转归及预后

阳痿属功能性病变者，经过适宜的治疗后，大多数可以治愈或改善，预后良好。器质性阳痿的预后差异较大。

内分泌性阳痿，一旦确认是某种疾病所致（除先天性因素外），经相应治疗，其原发病改善后，阳痿也会得到纠正。血管性阳痿采用保守治疗，原发病得到妥善治疗后，预后会更好一些。药物性阳痿，在找出某种药物所致之后，根据病情程度，停药或换药后，性能力通常也会迅速恢复起来。

六、预防和护理

（一）舒情怀

青壮年阳痿多与精神情志有密切关系，因此，立志向，舒情怀，防郁怒，是预防阳痿的重要一环。情绪要开朗，清心寡欲，注意生活调摄，加强锻炼，以增强体质，提高抗病能力。

（二）调饮食

要饮食有节，起居有常，不可以酒为浆，过食肥甘。以免湿热内生，酿成此患。

（三）节房劳

性生活是人类生活的一部分，不可无，亦不可过。切勿恣情纵欲，或手淫过度。在感到情绪不快、身体不适或性能力下降时，应暂时避免性的刺激，停止性生活一段时间，以保证性中枢和性器官得以调节和休息。

（四）积极治疗原发疾病

积极治疗可能引致阳痿的各种疾病。避免服用可能引起阳痿的药物。与此同时，配合妻子良好的精神护理，女方要体贴、谅解男方，帮助男方树立战胜疾病的勇气。

第三章 气血津液病证

第一节 消　渴

消渴是以多饮、多食、多尿、形体消瘦为主要临床表现的一类疾病。消渴的临床表现及发病规律与西医学的糖尿病基本一致。消渴是由于先天禀赋不足，素体阴虚，复加过食肥甘，形体肥胖，活动减少，情志失调，外感六淫，劳欲过度所致。其病变过程可分为 3 个阶段，即脾瘅期（糖尿病前期）、消渴期（糖尿病期）、消瘅期（糖尿病并发症期）。脾瘅期大多表现为形体肥胖、食欲旺盛，其他症状不明显；典型的消渴期可出现多饮、多尿、多食、形体消瘦、疲乏无力等临床表现，但目前由于健康查体使消渴早期发现，大多症状不明显或无症状；消瘅期常伴有心、脑、肾、视网膜、神经及下肢血管病变，严重可导致失明、肾衰竭、截肢。其基本病机是阴虚燥热，以阴虚为本，燥热为标。故治疗以养阴生津，清热润燥为基本原则。

根据国际糖尿病联盟（IDF）2017 年统计数据显示：全球糖尿病成人患者约有 4.25 亿，全球 20～79 岁女性的糖尿病患病率约为 8.4％，男性患病率约为减肥 9.1％。预计到 2045 年，糖尿病患者可能达到 6.29 亿。我国糖尿病患病率也呈快速增长趋势，2017 年，中国 20～79 岁人群中糖尿病患者有 1.144 亿，居世界首位。但是，我国糖尿病的诊断率仅有 30％～40％，即每 10 个糖尿病患者中，只有 3～4 人知道自己有糖尿病。目前，中国糖尿病患者估计达 1.18 亿，位列世界第一。我国 2 型糖尿病的患病率为 10.4％，男性和女性患病率分别为 11.1％和 9.6％，男性高于女性。肥胖和超重人群的糖尿病患病率显著增加。空腹静脉血浆葡萄糖（简称空腹血糖）和口服葡萄糖耐量试验（oral glucose tolerance test, OGTT）负荷后 2 小时血糖是诊断 2 型糖尿病的主要指标。其治疗是以生活方式干预结合控制体重、降糖、降压、调脂、抗血小板治疗等多方面的综合管理。

中医预防与治疗糖尿病有悠久的历史,积累了较为丰富的经验,具有鲜明的特色,尤其在诊治糖尿病慢性并发症方面具有一定优势。形成了包括中药、针灸、食疗、体育、推拿按摩等独特的治疗方法。

中医防治糖尿病的研究,从临床治疗经验的汇总、发掘,到循证医学理论指导下的大样本证候学特点的系统化研究,再到中医综合治疗方案的规范化临床试验,从基础理论到临床实践的研究均取得较大的进展。已经完成的国家"九五""十五"攻关课题结果显示,中医治疗糖尿病微血管并发症疗效显著,中医综合治疗方案已经建立,并在初步的临床实践中得到验证,展示了中医综合治疗糖尿病及其并发症的良好前景。

一、诊断标准

(一)中医诊断标准

(1)口渴多饮,多食易饥,尿频量多,形体消瘦。

(2)初起可"三多"症状不著。病久常并发眩晕、肺痨、胸痹、中风、雀目、疮疖等。严重者可见烦渴、头痛、呕吐、腹痛、呼吸短促,甚或昏迷厥脱危象。

(3)查空腹、餐后 2 小时尿糖和血糖,尿比重,葡萄糖耐量试验。必要时查尿酮体,血尿素氮、肌酐、二氧化碳结合力及血钾、钠、钙、氯化物等。

(二)西医诊断标准

1.糖尿病的诊断标准

(1)糖尿病诊断是依据空腹、任意时间或口服葡萄糖耐量试验(OGTT)中 2 小时血糖值。空腹指 8～14 小时内无任何热量摄入;任意时间指 1 天内任何时间,与上次进餐时间及食物摄入量无关;OGTT 是指以 75 g 无水葡萄糖为负荷量,溶于水内口服(如为含 1 分子水的葡萄糖则为 82.5 g)。

(2)在无高血糖危象,即无糖尿病酮症酸中毒及高血糖高渗性非酮症昏迷状态下,一次血糖值达到糖尿病诊断标准者必须在另一天复测核实。如复测未达到糖尿病诊断标准,则需在随访中复查明确。再次强调,对无高血糖危象者诊断糖尿病时,绝不能依据一次血糖测定值进行诊断。

(3)糖耐量减低(IGT)诊断标准:空腹血浆血糖 <7 mmol/L,OGTT 2 小时血糖 ≥ 7.8 mmol/L,<11.1 mmol/L。

(4)空腹血糖受损(IFG)诊断标准:空腹血浆血糖 ≥ 6.1 mmol/L,<7.0 mmol/L,OGTT 2 小时血糖 <7.8 mmol/L。

(5)IGT 和 IFG 统称为糖调节受损(IGR)。

(6)以上血糖水平均指静脉血浆葡萄糖,用葡萄糖氧化酶法测定。

(7)急性感染、创伤或其他应激情况下可出现暂时血糖升高,不能依此诊断为糖尿病,须在应激消除后复查。

(8)儿童的糖尿病诊断标准与成人一致。

(9)妊娠妇女的糖尿病诊断标准长期以来未统一,建议亦采用 75 g OGTT。

2.糖尿病的分型

糖尿病分型包括临床阶段及病因分型两方面。

(1)临床阶段:指无论病因类型,在糖尿病自然病程中患者的血糖控制状态可能经过以下阶段:①正常血糖至正常糖耐量阶段。②高血糖阶段。后一阶段中又分为两个时期:糖调节受损期和糖尿病期。糖尿病进展中可经过不需用胰岛素、为控制糖代谢而需用胰岛素及为了生存而需用胰岛素 3 个过程。

(2)病因分型:根据目前对糖尿病病因的认识,将糖尿病分为 4 大类,即 1 型糖尿病、2 型糖尿病、其他特殊类型糖尿病及妊娠糖尿病。

二、鉴别诊断

(一)口渴症

口渴症是指口渴饮水的症状,可出现于多种疾病过程中,外感热病之实热证为多见,或失血后,或其他原因导致的阴液耗伤后,与本病的口渴有相似之处。但口渴症无多食、多尿、消瘦等临床表现,一般随原发病的好转,口渴能缓解或消失,且血糖、尿糖检查呈阴性。

(二)瘿病

瘿病中气郁化火、阴虚火旺型,以急躁易怒、多食易饥、形体日渐消瘦、心悸、眼突、颈前一侧或两侧肿大为特征。其中的多食易饥、消瘦,类似消渴的中消。但瘿病还有心悸、多汗、眼突、发热、颈部一侧或两侧肿大等症状和体征,甲状腺功能检查异常等,无明显的多饮、多尿症状及血糖偏高。两者一般不难区别。

三、证候诊断

为了便于临床诊治,根据《黄帝内经》记载,将本病分为Ⅲ期。发展到Ⅲ期即为并发症期,根据各种并发症的严重程度,又分为Ⅲ早、Ⅲ中、Ⅲ晚期。

(一)Ⅰ期

消渴(糖尿病)隐匿期(脾瘅)。

1.临床特征

(1)多为肥胖形体,体质尚壮,食欲旺盛,耐久力有所减退,舌红,脉数。

(2)血糖偏高,常无尿糖,应激状态下血糖明显升高,出现尿糖。血脂多数偏高(胆固醇、甘油三酯,其中有1项高即是)。

2.病机特点与证候

阴虚为主。常见以下3种证候。

(1)阴虚肝旺证。食欲旺盛,便干尿黄,急躁易怒,舌红苔黄,脉弦细数。

(2)阴虚阳亢证。阴虚加头晕目眩。

(3)气阴两虚证。气虚加阴虚。

(二)Ⅱ期

消渴(糖尿病)期(消渴)。

1.临床特征

(1)常有多尿、多饮、多食、消瘦、怕热,口舌咽干,尿黄便干,舌红苔黄,脉数。

(2)血糖、糖化血红蛋白、尿糖均高,血脂偏高。

2.病机特点与证候

阴虚化热为主。常见以下5种证候。

(1)胃肠结热证。大便干结,消谷善饥,口咽干燥,多饮多尿,怕热喜凉,舌红苔黄,脉数有力。

(2)湿热困脾证。胸脘腹胀,纳后饱满,渴不欲饮,肌肉酸胀,四肢沉重,舌胖嫩红,苔黄厚腻,脉滑数。

(3)肝郁化热证。胸胁苦满,急躁易怒,常有太息,口苦咽干,头晕目眩,易于疲乏,舌质黯红,舌苔薄黄,脉沉弦。

(4)燥热伤阴证。口咽干燥,多饮多尿,大便干结,怕热喜凉,舌红有裂,舌苔糙黄,脉细数。

(5)气阴两伤,经脉失养证。气虚+阴虚+肢体酸软、不耐劳作。

(三)Ⅲ期

消渴(糖尿病)并发症期(消瘅)由于个体差异并发症的发生不完全相同,可单一出现,也可两种以上并见,严重程度也不尽相同,可能心病在早期,而眼病已进入中期或晚期。所以在研究各种并发症时,尚需拟定各种并发症发展到早、中、晚期的具体指标,总体上以全身病变及主要脏器的损害程度分辨。

1.Ⅲ早期

(1)主要病机。气阴两虚,经脉不和。

49

(2)临床特征。气阴两虚加腰背或肢体酸疼,或有胸闷、心悸、心痛、记忆力减退,头晕,手足麻疼,性功能减退等。但其功能仍可代偿,即维持原有的工作和生活。

2.Ⅲ中期

(1)主要病机。痰瘀互结,阴损及阳。

(2)临床特征。神疲乏力,胸闷心悸,咳有黏痰,心悸气短,头晕目眩,记忆力减退,下肢水肿,手足发凉,口唇舌黯,脉弱等。如视网膜病变进入Ⅲ~Ⅳ期,冠心病心绞痛频发,肾功能失代偿致血红蛋白下降,肌酐、尿素氮升高,脑血管病致脑供血不全而眩晕,记忆力减退不能正常工作,因神经疼痛,血管坏疽,肌肉萎缩致不能正常生活和工作。

3.Ⅲ晚期

(1)主要病机。气血阴阳俱虚,痰湿瘀郁互结。

(2)临床特征。在Ⅲ中期基础上发展成肢体残废,脏器严重受损甚至危及生命。如冠心病发展为心肌梗死、严重的心律失常、心力衰竭。肾衰竭尿毒症期。视网膜病变Ⅱ~Ⅳ期。脑血栓形成或脑出血等。

四、病因

消渴的发生与诸多因素有关,是一复合病因的综合病症。发病的内因为素体阴虚,禀赋不足。外因有饮食不节,过食肥甘;形体肥胖,体力活动减少,精神刺激,情志失调;外感六淫,邪毒侵害;化学毒物损害或嗜服温燥药物;劳欲过度,损耗阴精等。外因通过内因而发病。

(一)素体阴虚,五脏虚弱

素体阴虚,五脏虚弱是消渴发病的内在因素。素体阴虚是指机体阴液亏虚及阴液中某些成分缺乏。其主要原因是先天禀赋不足,五脏虚弱。后天阴津化生不足。

(二)饮食不节,过食肥甘

长期过食肥甘,醇酒厚味,损伤脾胃,脾胃运化失司,积热内蕴,消谷耗液,损耗阴津,易发生消渴。

(三)活动减少,形体肥胖

富贵人由于营养丰盛,体力活动减少,形体肥胖,故易患消渴。随着经济的发展,生活水平提高,由于长期摄取高热量饮食,或过多膳食,加之体力活动的减少,身体肥胖,糖尿病的发病率也逐渐增高。

(四)精神刺激,情志失调

长期过度的精神刺激,情志不舒,或郁怒伤肝,肝失疏泄,气郁化火,上灼肺胃阴津,下灼肾阴;或思虑过度,心气郁结,郁而化火,心火亢盛,损耗心脾精血,灼伤胃肾阴液,均可导致消渴的发生。

(五)外感六淫,毒邪侵害

外感六淫,燥火风热毒邪内侵散膏(胰腺),旁及脏腑,化燥伤津,也可发生消渴。

(六)久服丹药,化燥伤津

在中国古代,自隋唐以后,常有人为了壮阳纵欲或养生延寿而嗜服用矿石类药物炼制的丹药,致使燥热内生,阴津耗损而发生消渴。现服石药之风不复存在,但长期服用温燥壮阳之剂,也可导致燥热伤阴,继发消渴。

(七)长期饮酒,房劳过度

长期嗜酒,损伤脾胃,积热内蕴,化燥伤津;或房事不节,劳伤过度,肾精亏损,虚火内生,灼伤阴津可发生消渴。

五、病机

(一)发病

消渴可发生于任何年龄。中年以后发病者所占比例较大,多数起病缓慢,病势由轻渐重;青少年患消渴者所占比例较小,但发病急骤,病势较重。

(二)病位

病位在肺胃肾,涉及肝脾二脏,晚期则侵及五脏六腑,筋脉骨髓。

(三)病性

消渴以本虚标实、虚实夹杂为特点。本虚以气阴两虚为主,标实以燥热内结、瘀血内停和痰浊中阻为多见。

(四)病势

突发者重,缓发者轻;年少发病者重,年老发病者轻;单发本病者轻,出现变证者重。

(五)病机转化

1.病变早期,阴津亏耗,燥热偏盛

消渴是一个复合病因的病证。素体阴虚,五脏虚弱是消渴发病的内在因素;

过食肥甘、形体肥胖、情志失调、外感六淫、房劳过度为消渴发病的重要环境因素。过食肥甘,醇酒厚味,损伤脾胃,积热内蕴;精神刺激,气郁化火;外感六淫,毒邪侵害,均可化燥伤津,发生消渴。消渴早期,基本病机为阴津亏耗,燥热偏盛,阴虚为本,燥热为标。

消渴虽有在肺、脾(胃)、肾的不同,但常相互影响,如肺燥津伤,津液失于敷布,则脾不得濡养,肾精不得滋助;脾胃燥热偏盛,上可灼伤肺津,下可耗损肾阴;肾阴不足则阴虚火旺,也可上灼肺胃,终至肺燥胃热脾虚肾亏常可同时存在,而多饮、多食、多尿三多症状常可相互并见。

2.病程迁延,久病入络,气阴两伤,络脉瘀阻

若病程迁延,阴损耗气,燥热伤阴耗气而致气阴两虚,脏腑功能失调,津液代谢障碍,气血运行受阻,痰浊瘀血内生。消渴中阴虚的形成已如前述,气虚主要由于阴损耗气,燥热伤气,先天不足,后天失养,过度安逸,体力活动减少所致;痰浊主要由于过食肥甘厚味,损伤脾胃,健运失职,聚湿成痰所致;瘀血主要由于热灼津亏,气滞血瘀、气虚血瘀、阳虚寒凝、痰湿阻络而致。气阴两虚,痰瘀阻络,久病入络导致络病,从而产生络气郁滞、络脉瘀阻、络脉绌急、络脉瘀塞、络脉瘀结、络虚失荣等主要病理变化,而导致多种慢性并发症的发生。

(1)消渴心病:气阴两虚,心之络脉瘀阻则出现胸痹、心痛、心悸、怔忡等心系并发症,上述并发症病位在心,继发于消渴,因此称为消渴心病。其病机特点是心络郁滞或心络虚滞为发病之本,基本病理环节为心络瘀阻、心络绌急、心络瘀塞。气阴两伤,心络郁滞则气机不畅,故胸中憋闷;若心络虚滞则心痛隐隐,心悸、怔忡、气短、活动后加重;若心络瘀阻则心胸憋闷疼痛,痛引肩背内臂,胸痛以刺痛为特点;若受寒或情志刺激可诱发心络绌急,猝然不通,则见突然性胸闷胸痛发作;若心络瘀塞则气血完全阻塞不通,则突发胸痛,痛势剧烈,不能缓解,伴有大汗淋漓、口唇青紫;若病情进一步发展,心气虚衰,血运无力,络脉瘀阻、津运失常,湿聚为水而见水肿,可伴有心悸、胸闷、呼吸困难、不能平卧。

(2)消渴脑病:肝肾气阴两虚,脑之络脉瘀阻则出现眩晕、中风偏瘫、口僻、健忘、痴呆等脑系并发症,上述并发症病位在脑,继发于消渴,因此称为消渴脑病。其基本病机为肝肾气阴两虚,风痰瘀血阻滞脑络所致,基本病理环节为脑络瘀阻、脑络绌急、脑络瘀塞。若肝肾阴虚,水不涵木,肝阳上亢则头晕目眩;若痰瘀阻滞脑络,脑神失养,则健忘、反应迟钝或痴呆;若脑络绌急,气血一过性闭塞不通,脑神失用则偏身麻木、视物昏花、一过性半身不遂、语言謇涩;若脑络瘀塞,脑神失去气血濡养而发生功能障碍,而见半身不遂,口眼㖞斜,语言謇涩;若病程迁

延日久,络气虚滞,络脉瘀阻,肢体筋脉失去气血濡养,则出现肢体瘫软无力,肌肉萎缩等后遗症。

(3)消渴肾病:肝肾气阴两虚,肾络瘀阻则出现尿浊、水肿、腰疼、癃闭、关格等肾系并发症,上述并发症病位在肾,继发于消渴,因此称为消渴肾病。其基本病机以肝肾气阴两虚,肾络瘀滞为发病之本,基本病理环节为肾络瘀阻、肾络瘀结。发病之初,病在肝肾,气阴两虚,肾络瘀滞。肾主水,司开阖,消渴日久,肾阴亏损,阴损耗气,而致肾气虚损,固摄无权,开阖失司,尿频尿多,尿浊而甜;肝肾阴虚,阴虚阳亢,头晕、耳鸣,血压偏高。病程迁延,阴损及阳,脾肾虚衰,肾络瘀阻。脾肾虚衰,肾络瘀阻,水液代谢障碍则水湿潴留,泛溢肌肤,则面足水肿,甚则胸腔积液腹水;阳虚不能温煦四末,则畏寒肢冷。病变晚期,肾络瘀结,肾体劳衰,肾用失司,浊毒内停,五脏受损,气血阴阳衰败。肾阳衰败,水湿泛滥,浊毒内停,变证蜂起。浊毒上泛,胃失和降,则恶心呕吐,食欲缺乏;脾肾衰败,浊毒内停,血液化生无源,则见面色萎黄,唇甲舌淡,血虚之候;水湿浊毒上犯,凌心射肺,则心悸气短、胸闷喘憋不能平卧;肾元衰竭,浊邪壅塞三焦,肾关不开,则少尿或无尿,已发展为关格病终末阶段。

(4)消渴眼病:肝肾亏虚,目络瘀滞,则出现视物模糊,双目干涩,眼底出血,甚则目盲失明等眼部并发症,上述并发症病位在眼,继发于消渴,因此称为消渴眼病。肝肾亏虚,目络瘀滞,精血不能上承于目则视物模糊,双目干涩;病变早期,目络瘀滞,血流瘀缓,眼底可见目之络脉扩张形成葡萄珠样微血管瘤;病变中期,肝肾阴虚,阴虚火旺,灼伤目之血络,血溢脉外则眼底出血,视物模糊;病变晚期,肝肾亏虚,痰瘀阻塞目络,络息成积,目络瘀结,精血完全阻塞,不能濡养于目,则目盲失明。

(5)消渴痹痿:肝肾阴虚,络气虚滞,经脉失养,早期出现肢体麻木,疼痛,感觉障碍,晚期出现肌肉萎缩等肢体并发症,上述症状类似中医学的"痹证""痿证",继发于消渴,因此称为消渴痹痿。肝肾阴虚,络气虚滞,则温煦充养功能障碍,可见下肢麻木发凉;痰浊瘀血瘀阻四肢络脉,不通则痛,故见肢体疼痛、窜痛、刺痛、电击样疼痛;病程日久,肾虚真精亏乏,肝虚阴血不足,肝主筋,肾主骨,络虚失荣,髓枯筋痿,则出现下肢痿软,肌瘦无力,甚则腿胫肉脱,步履全废。

(6)消渴脱疽:肝肾亏虚,肢体络脉瘀阻,则出现肢端发凉,患肢疼痛,间歇跛行,甚则肢端坏疽等足部并发症,上述症状类似于中医学的"脱疽",继发于消渴,因此称之为消渴脱疽。肝肾亏虚,肢体络脉瘀滞,筋脉失养,则肢端发凉,肤温降低;病程进展,肢体络脉瘀阻,血流不畅,则出现患肢疼痛,间歇跛行,肤色黯红;

病程日久,肢体络脉瘀塞,气血完全阻塞不通,患肢缺血坏死,肢端焦黑干枯;若肢体络脉瘀阻,气血壅滞,热腐成脓,则出现肢端坏疽,腐黑湿烂,脓水臭秽,甚则腐化筋骨,足残废用。

综上所述,消渴慢性并发症是消渴日久,久病入络所致,络病是广泛存在于消渴慢性并发症中的病理状态,其病理环节虽有络气瘀滞、络脉瘀阻、络脉绌急、络脉瘀塞、络脉毒结等不同,但是"瘀阻"则是其共同的病机。因此,从络病论治消渴慢性并发症,应以通为用,化瘀通络是其重要治则,在消渴慢性并发症中,络病常是络虚与络瘀并存,治疗当以通补为宜。

3.病变后期,阴损及阳,阴阳俱虚

消渴之本在于阴虚,若病程迁延日久,阴损及阳,或因治疗失当,过用苦寒伤阳之品,终致阴阳俱虚。若脾阳亏虚,肾阳衰败,水湿潴留,浊毒内停,壅塞三焦则出现全身水肿,四肢厥冷,纳呆呕恶,面色苍白,尿少尿闭等症;若心肾阳衰,阳不化阴,水湿浊邪上凌心肺则出现胸闷心悸,水肿喘促,不能平卧,甚则突然出现心阳欲脱,气急倚息,大汗淋漓,四肢厥逆,脉微欲绝等危候;若肝肾阴竭,五脏之气衰微,虚阳外脱,则出现猝然昏仆,神志昏迷,目合口张,鼻鼾息微,手撒肢冷,二便自遗等阴阳离决之象。临床资料表明消渴晚期大多因并发消渴心病、消渴脑病、消渴肾病而死亡。

另有少数消渴患者发病急骤,病情严重,迅速导致阴津极度损耗,阴不敛阳,虚阳浮越而出现面赤烦躁,头痛呕吐,皮肤干燥,目眶下陷,唇舌干红,呼吸深长,有烂苹果样气味。若不及时抢救,则真阴耗竭,阴绝阳亡,昏迷死亡。

六、分证论治

(一)辨证思路

1.辨病位

本病病位在肺、胃、脾、肾,日久五脏六腑、四肢五官均可受累。口干舌燥,烦渴多饮,病在肺;多食善饥,多饮多尿,神疲乏力,病在脾胃;尿频量多,尿浊如膏,腰酸耳鸣,病在肾;病久视物模糊,雀目内障,病在肝;胸闷气短,胸痛彻背,病在心;神志昏迷,肢体偏瘫,偏身麻木,病在脑;肢体水肿,腰酸乏力,尿浊如膏,病在脾肾。

2.辨病性

消渴之病性为本虚标实。阴津亏耗为本虚,燥热偏盛为标实。烦渴多饮,多食善饥,大便干结,舌红苔黄,为阴虚热盛;口干欲饮,腰酸乏力,舌胖有齿印,脉沉细,为气阴两虚;口干欲饮,倦怠乏力,舌胖质黯,舌有瘀斑瘀点,为气阴两虚兼瘀血阻络;尿频量多,腰膝酸软,头晕耳鸣,舌红少苔,为肾阴亏虚;饮多溲多,手足心热,畏寒肢冷,为阴阳两虚。

消渴的基本病机是阴虚燥热,以阴虚为本,燥热为标。故治疗以养阴生津,清热润燥为基本原则。治疗应在此基础上,根据肺、胃、脾、肾病位的偏重不同,阴精亏损,阴虚燥热,气阴两虚证候的情况,配合清热生津、益气养阴及润肺、养胃、健脾、滋肾等法为治。病久阴损及阳,阴阳俱虚者,则应阴阳俱补。夹瘀者则宜活血化瘀。合并心脑疾病、水肿、眼疾、痈疽、肺痨、肢体麻木等病证者,又当视具体情况,合理选用补肺健脾、滋养肝肾、益气养血、通络祛风、清热解毒、化瘀除湿等治法。

(二)分证论治

1.阴津亏虚

症舌脉:口干欲饮,尿频量多,形体消瘦,头晕耳鸣,腰膝酸软,皮肤干燥瘙痒,舌瘦红而干,苔薄少或黄或白,脉细。

病机分析:阴津亏虚不足,脏腑失去濡养,脾胃阴虚则见口干欲饮,脾主肌肉,病久则见形体消瘦;后天之本亏虚,则五脏失去精微物质濡养,日久则肝肾亏虚,头晕耳鸣,腰膝酸软;津液不能上达于肺,则见肺燥,肺主皮毛,见皮肤干燥瘙痒;舌瘦红而干,苔薄,脉细均为阴津亏虚之征象。

治法:滋阴增液。

常用方:六味地黄丸(《小儿药证直诀》)加减。生地黄、山萸肉、怀山药、牡丹皮、茯苓、泽泻、麦冬、北沙参。加减:阴虚肝旺,加柴胡、赤白芍、牡丹皮、栀子;阴虚阳亢加天麻、钩藤、赤白芍、菊花、枸杞子、石决明。

常用中成药:六味地黄丸每次20~30粒,每天2次。滋阴补肾。用于肾阴亏损、头晕耳鸣、腰膝酸软、骨蒸潮热、盗汗遗精、消渴者。杞菊地黄丸每次1丸,每天1次。滋肾养肝。用于肝肾阴亏的眩晕,耳鸣,目涩畏光,视物昏花者。

针灸:①治法。滋阴生津。②配穴。膈俞、脾俞、胰俞、肾俞、足三里、曲池、太溪。③操作。平补平泻,得气为度,留针15~20分钟。④方义。膈俞、脾俞、胰俞、肾俞等背阳穴从阳引阴,使阴生而燥热除,足三里为胃足阳明之合穴,可使气升津生,曲池、太溪泻热益阴。

临证参考:此证型多见于消渴前期,血糖偏高,多见于40岁以上的中老年患者,临床症状多不明显,仔细询问才有腰酸乏力,口干等症状,临床需结合舌象和脉象进行辨证。

2.阴虚热盛

症舌脉:烦渴多饮,多食易饥,尿频量多,舌红少津、苔黄而燥,脉滑数。

病机分析:饮食不节,积热于胃,胃热熏灼于肺,肺热伤阴,阴津耗伤,欲饮水以自救,故烦渴多饮;胃主腐熟水谷,今胃热内盛,腐熟力强,则多食易饥;肺主宣发,今肺热内盛,则肺失宣降而治节失职,饮水虽多,但不能敷布全身,加之肾关不固,故而尿频量多;舌红少津、苔黄而燥,脉滑数,均为阴虚热盛征象。

治法:滋阴清热。

常用方:增液汤(《温病条辨》)加白虎汤(《伤寒论》)加减。生地黄、玄参、麦冬、生石膏、知母、葛根、天花粉、黄连、枳实、甘草。加减:胃肠结热,合小承气汤;肝郁化热,合大柴胡汤。

常用中成药:玉泉丸每次9 g,每天4次,3个月为1个疗程。生津消渴,清热除烦,养阴滋肾,益气和中。虚热烦咳,多饮,多尿,烦躁失眠等症。用于因胰岛功能减退而引起的物质代谢、碳水化合物代谢紊乱,血糖升高之糖尿病。麻仁软胶囊每次3～4粒,每天2次。润肠通便。用于津亏肠燥之便秘。

针灸:①治法。养阴清热。②配穴。膈俞、脾俞、胰俞、肾俞、足三里、曲池、太溪、肺俞、胃俞、丰隆。③操作。平补平泻,得气为度,留针15～20分钟。④方义。膈俞、脾俞、胰俞、肾俞等背阳穴从阳引阴,使阴生而燥热除,足三里为胃足阳明之合穴,可使气升津生,曲池、太溪泻热益阴,肺俞生津止渴,胃俞、丰隆泻热通便。

临证参考:此证型多见于消渴血糖明显升高的患者,一般血糖在13.9 mmol/L以上,可出现明显的三多一少症状,但目前在城市中三多一少症状并不明显,可能与健康查体早期发现糖尿病有关,而在农村由于缺少健康查体,血糖升高明显,此证型多见。

3.气阴两虚

症舌脉:典型的多饮、多尿、多食症状不明显,口干咽干,神疲乏力,腰膝酸软,心悸气短,舌体胖或有齿印、苔白,脉沉细。

病机分析:消渴日久,阴精亏虚,同时燥热日久伤及元气而致全身五脏元气不足,阴液不足,不能上承口咽而见口干咽干,脾气亏虚则神疲乏力,肾虚无以益其府故腰膝酸软,心气不足则见心悸气短;舌体胖或有齿印、苔白,脉沉细均为气阴两虚征象。

治法:益气养阴。

常用方:生脉散(《医学启源》)加增液汤(《温病条辨》)加减。黄精、太子参、麦冬、五味子、生地黄、玄参。加减:气虚明显者,加党参、黄芪;夹有血瘀证者,加桃仁、红花、丹参、赤芍、牡丹皮等活血化瘀药。

常用中成药:消渴丸每天 3 次,初服者每次 5 丸,逐渐递增至每次 10 丸,出现疗效后,再逐渐减少为每天 2 次的维持量。滋肾养阴,益气生津,用于多饮,多尿,多食,消瘦,体倦无力,眠差腰痛,尿糖及血糖升高之气阴两虚型消渴症。注:每 10 丸消渴丸中含有 2.5 mg 格列本脲,服用本品时禁止再服用磺胺类降糖药。可乐定胶囊每次 4 粒,每天 3 次,3 个月为 1 个疗程。益气养阴,生津止渴。用于 2 型糖尿病。降糖甲片每次 6 片,每天 3 次,1 个月为 1 个疗程。补中益气,养阴生津。用于气阴两虚型消渴(2 型糖尿病)。

针灸:①治法。益气养阴。②配穴。中脘、气海、足三里、脾俞、肾俞、地机、三阴交。③操作。平补平泻,得气为度,留针 15~20 分钟。④方义。中脘、气海、足三里、脾俞健脾益气,肾俞、三阴交滋补肝肾。

临证参考:本型多见于血糖控制较好的消渴患者,是临床上消渴最常见的证型,本型多与瘀血阻络证候合并出现,此时大多有消渴早期并发症。临床研究显示,益气养阴,活血化瘀治则不仅可以治疗并发症,而且可以预防并发症。

4.脾虚痰湿

症舌脉:形盛体胖,身体重着,困乏神疲,晕眩,胸闷,口干,舌胖、苔腻或黄腻,脉弦滑。

病机分析:形盛体胖,而肥人多痰湿,故湿浊内盛,湿郁肌肤故身体重着;湿浊内盛日久损伤脾气,故见困乏神疲;湿浊中阻,清阳不升,可致眩晕;消渴久入络,瘀血阻滞,气血运行不畅,阻于胸中则可见胸闷不舒;舌质黯、苔腻或黄腻,脉弦滑,均为湿浊痰瘀征象。

治法:健脾化湿。

常用方:六君子汤(《校注妇人良方》)加减。党参、白术、茯苓、生甘草、陈皮、半夏、砂仁、泽泻、瓜蒌。加减:化热加小陷胸汤。

针灸:①治法。健脾化痰。②配穴。足三里、脾俞、胰俞、丰隆、中脘。③操作。平补平泻,得气为度,留针 15~20 分钟。④方义。中脘、胰俞、足三里、脾俞健脾益气,丰隆化痰。

临证参考:本证型多见于消渴早期及消渴并发症期,消渴早期空腹血糖或餐后血糖偏高,但达不到糖尿病诊断标准,辨证以体胖,苔腻,倦怠为主要辨证依据,在消渴并发症期多见于消渴腹泻和消渴肾病,辨证以苔腻,舌胖为主要辨证依据。

5.阴阳两虚

症舌脉:小便频数,夜尿增多,浑浊如脂膏,甚至饮一溲一,五心烦热,口干咽燥,神疲乏力,耳轮干枯,面色黧黑,腰膝酸软,畏寒肢凉,阳痿,下肢水肿,舌淡,苔白,脉沉细无力。

病机分析:阴阳互根互用,病程日久,阴损及阳,造成阴阳两虚。阴阳两虚,肾之固摄失常,则见小便频数,夜尿增多,甚至饮一溲一;大量水谷精微下泄,则尿如膏脂;肾开窍于耳,五色主黑,肾阴阳两亏,可见耳轮干枯,面色黧黑;肝肾同源,肾阴阳两虚致肝主筋功能受到影响,则腰膝酸软,阳痿;肾损及脾,脾运化失司,则见神疲乏力,下肢水肿;肺主皮毛,卫阳不足则见畏寒肢凉;舌淡,苔白,脉沉细无力亦为阴阳亏虚的征象。

治法:滋阴补阳。

常用方:金匮肾气丸(《金匮要略》)加减。附子、肉桂、熟地、山萸肉、怀山药、牡丹皮、茯苓、泽泻。加减:阴虚明显者加生地黄、玄参、麦冬;阳虚明显者加重肉桂附子用量,选加鹿茸、仙茅、淫羊藿等;阳虚水泛者,合用真武汤。

常用中成药:金匮肾气丸每次 20～30 粒,每天 2 次。温补肾阳,化气行水。用于肾阳虚之消渴,腰膝酸软,小便不利,畏寒肢冷。

针灸:①治法。滋阴补阳。②配穴。气海、关元、中脘、足三里、地机、肾俞、脾俞、三阴交、尺泽。③操作。均用补法,得气后留针 30 分钟。阳虚寒盛者灸气海、关元、中脘各 5 壮。④方义。气海、中脘、关元为腹阴之穴,从阴引阳,壮阳补虚,肾俞、三阴交补益肝肾,足三里、地机、脾俞、尺泽助脾胃之运化,肺之输布,诸穴相配,共奏健脾温肾,调补阴阳之功效。

临证参考:本证型多见于消渴并发症的中晚期阶段,常见于消渴肾病、消渴眼病、消渴心病、消渴脱疽、消渴痹痿等多种并发症同时并见,临床治疗应根据各并发症的轻重程度,在调补阴阳的基础上,结合辨病遣方用药。

(三)兼夹证

1.血瘀

临床表现:肢体麻木或疼痛,下肢紫黯,胸闷刺痛,中风偏瘫,或言语謇涩,眼底出血,唇舌紫黯,舌有瘀点瘀斑,或舌下青筋显露,苔薄白,脉弦涩。

病机分析:消渴日久入络,气阴两虚,气虚无力推动血行,阴虚则血失化源,而致瘀血阻络。瘀阻于肢体,则见肢体麻木或疼痛,下肢紫黯;阻于清窍,则见中风偏瘫,或言语謇涩;阻于目络,则见眼底出血;阻于胸胁,则见胸闷刺痛;血瘀之象在舌脉则表现为舌有瘀点瘀斑,或舌下青筋显露,脉弦涩。

治法:活血化瘀。

(1)常用方:桃红四物汤(《医宗金鉴》)加减。桃仁、红花、丹参、生地黄、当归、赤芍、牡丹皮。

(2)常用中成药:丹七片每次 2 片,每天 2～3 次。活血化瘀。用于血瘀气滞,心胸痹痛,眩晕头痛,经期腹痛。亦适用于消渴见血瘀证表现者。复方丹参滴丸每次 10 粒,每天 3 次。活血化瘀。理气止痛。用于胸中憋闷,心绞痛。亦适用于消渴见血瘀证表现者。苦碟子注射液:40 mL 加入 0.9％氯化钠注射液250 mL 中,静脉滴注,每天 1 次,14 天为 1 个疗程。苦碟子注射液适用于消渴瘀血闭阻者。

临证参考:血瘀证病机贯穿于消渴始终,随着消渴病程的延长,血瘀证的表现也越来越重,血瘀证常常与气阴两虚和阴阳两虚证同时并见,活血化瘀治法常常贯穿于消渴治疗的始终,临床上单独运用活血化瘀法比较少,常与益气养阴、健脾化痰、调补阴阳等治法配合使用。

2.气滞

临床表现:胸闷不舒,喜叹息,以一呼为快,胁腹胀满,急躁易怒,或情志抑郁,口苦咽干,脉弦。

病机分析:消渴日久,痰浊、瘀血内生,阻碍气机;肝体阴而用阳,肝阴虚导致肝用失司,失于疏泄,肝郁气滞,可见胸闷不舒,胁腹胀满,喜叹息,以一呼为快,口苦咽干;肝主情志,肝郁则急躁易怒,或情志抑郁;脉弦亦为肝郁气滞的征象。

治法:疏肝理气。

(1)常用方:四逆散(《伤寒论》)加减。柴胡、赤白芍、枳实、生甘草。

(2)常用中成药:逍遥颗粒每次 1 袋,每天 2 次。疏肝健脾,养血调经。用于肝气不舒所致胸胁胀痛,头晕目眩,食欲缺乏。

临证参考:气滞也是消渴最常见的兼夹证候之一,可见于消渴前期、消渴期和消渴并发症期,在消渴前期和消渴期以肝郁化热多见,而在消渴并发症期以肝郁脾虚为多见,临床研究证实,疏肝理气可以改善临床症状,同时可以降低血糖。

七、西医治疗

(一)糖尿病教育

糖尿病患者通过糖尿病教育应该掌握以下知识:糖尿病的危害,糖尿病控制的目标,个体化的饮食和运动方案。自我血糖检测,对检测结果的解释,如何根据血糖结果调整饮食、运动和胰岛素用量。尿糖和尿酮体的检测及意义。口服药物和胰岛素知识。糖尿病急、慢性并发症的防治,血管病变的危险因素。足部、皮肤、口腔护理。妊娠和生病期间的对策。与糖尿病防治有关的卫生保健系统和社会资源的利用。糖尿病教育可采用集体讲课、个别指导、录像、实物展示等多种方式。

(二)饮食控制

糖尿病饮食是糖尿病治疗的基础,应提倡低盐低脂高膳食纤维膳食,要求在规定热量范围内做到主食粗细搭配,副食荤素搭配,不挑食,不偏食。饮食治疗应个体化。除了要考虑到饮食治疗的一般原则外,还要考虑到糖尿病的类型、生活方式、文化背景、社会经济地位、是否肥胖、治疗情况、并发症和个人饮食的喜好。

膳食总热量的 20%～30% 应来自脂肪和油料,其中少于 1/3 的热量来自饱和脂肪,单不饱和脂肪酸和多不饱和脂肪酸之间要达到平衡。碳水化合物所提供的热量应占总热量的 55%～65%,应鼓励患者多摄入复合碳水化合物及富含可溶性食物纤维素的碳水化合物和富含纤维的蔬菜。蛋白质不应超过需要量,即不多于总热量的 15%。限制饮酒。食盐限量在 6 g/d 以内,尤其是高血压患者。

(三)运动治疗

运动治疗的原则是适量、经常性和个体化。以保持健康为目的的体力活动一般为每天至少 30 分钟中等强度的活动,如慢跑、快走、骑自行车、游泳等。但是,运动项目要和患者的年龄、健康状况、社会、经济、文化背景相适应,即运动的项目和运动量要个体化。应将体力活动融入日常的生活中,如尽量少用汽车代步和乘电梯等。

运动治疗是糖尿病的基础治疗,但对于合并糖尿病肾病、视网膜病变、神经病变、冠心病、下肢血管病变等并发症的患者应进行轻中度运动为宜,过度运动可能导致病情加重。另外,运动中应随时防止低血糖发生。

(四)药物治疗

目前糖尿病治疗药物包括口服药和注射制剂两大类。

口服降糖药主要有促胰岛素分泌剂、非促胰岛素分泌剂、二肽基肽酶-4 抑制剂(DPP-4 抑制剂)和钠-葡萄糖共转运蛋白 2 抑制剂(SGLT-2 抑制剂)。

注射制剂有胰岛素及胰岛素类似物、胰高血糖素样多肽-1 受体激动剂(GLP-1 受体激动剂)。

1.口服药物

(1)促胰岛素分泌剂:促进胰岛素分泌,主要包括磺胺类和格列奈类。

磺胺类药物:包括格列苯脲、格列齐特、格列吡嗪、格列喹酮等。该类药物通过促进胰岛 β 细胞分泌胰岛素来控制血糖,使用不当可导致低血糖,特别是在老年患者和肝、肾功能不全者;也会使体重增加。

该类药物适用于与二甲双胍或与其他降糖药物联合使用控制血糖。

使用时的注意事项包括肾功能轻度不全者可选用格列喹酮;依从性不好者建议选择每天一次服用的药物。

格列奈类药物:包括瑞格列奈、那格列奈。该类药物通过增加胰岛素分泌发挥降糖作用,用法同磺胺类药物。此类药物吸收后起效快、作用时间短。使用不当可导致低血糖,但低血糖的发生率和程度较磺胺类药物轻。

(2)非促胰岛素分泌剂:包括二甲双胍类、噻唑烷二酮类和 a-糖苷酶抑制剂。

二甲双胍:对正常人几乎无作用,而对糖尿病患者降血糖作用明显,不影响胰岛素分泌,减少肝脏葡萄糖的输出,有轻度的减轻体重作用,可减少心血管疾病、死亡发生的风险和预防糖尿病前期发展为糖尿病。

二甲双胍是当前糖尿病指南推荐治疗 2 型糖尿病的一线用药,可单独使用或和其他降糖药物联合使用。二甲双胍单独使用不导致低血糖。

噻唑烷二酮类药物:常用药物有罗格列酮、吡格列酮。该类药物可以通过增加胰岛素的敏感性来改善血糖。不良反应包括体重增加、水肿、增加心力衰竭风险。单独使用时不导致低血糖,与胰岛素或促泌剂联合使用可增加发生低血糖的风险。

噻唑烷二酮类药物可以与二甲双胍或与其他降糖药物联合使用治疗 2 型糖尿病的高血糖,尤其是肥胖、胰岛素抵抗明显者。

a-糖苷酶抑制剂药物:包括阿卡波糖、伏格列波糖。适用于以碳水化合物为主要食物成分、餐后血糖明显升高的患者。其作用机制为抑制碳水化合物在小肠上部的吸收,可降低餐后血糖、改善空腹血糖。使用时通常会有胃肠道反应。

DPP-4 抑制剂:主要通过增加胰岛素分泌改善血糖。目前国内上市的有沙格列汀、西格列汀、维格列汀、利格列汀、阿格列汀 5 种。可单药或联合使用以治疗 2 型糖尿病。单用不增加低血糖风险,也不增加体重。

SGLT-2 抑制剂:通过抑制肾脏对葡萄糖的重吸收、促进葡萄糖从尿中排泄达到降血糖目的,兼具减体重和降血压作用,还可以降低尿酸水平、减少尿蛋白排泄、降低甘油三酯等。单药或联合使用以治疗2型糖尿病。单用不增加低血糖风险。

主要有达格列净、坎格列净、恩格列净。达格列净和恩格列净餐前餐后服用均可,坎格列净需在第一次正餐前口服。

该类药物除了有较强的降糖作用外,还有很强的独立于降糖作用之外的减少 2 型糖尿病患者心血管疾病、心功能衰竭和肾功能衰竭发生风险的作用。

2.注射药物

(1)胰岛素:可分为常规胰岛素、速效胰岛素、中效胰岛素、长效胰岛素和预混胰岛素。根据患者的具体降糖需求选择不同的胰岛素。胰岛素的常见不良反应为低血糖和体重增加,接受长期注射胰岛素的患者还可出现皮下脂肪增生和萎缩。对胰岛素过敏少见。

(2)GLP-1 受体激动剂:通过激动 GLP-1 受体而发挥降糖作用。通过增强胰岛素分泌,抑制胰高血糖素分泌,延缓胃排空,通过中枢性的食欲抑制来减少进食量。

目前国内上市的 GLP-1 受体激动剂有艾塞那肽、贝那鲁肽、利拉鲁肽、度拉糖肽,均需皮下注射使用。

临床试验结果显示利拉鲁肽和度拉糖肽有独立于降糖作用之外的减少 2 型糖尿病患者发生心血管病变风险的作用。

肥胖或超重的 2 型糖尿病患者在饮食和运动不能满意控制血糖的情况下,应首先采用非胰岛素促分泌剂类降糖药物治疗。非肥胖或超重的 2 型糖尿病患者在饮食和运动不能满意控制血糖的情况下,可首先采用胰岛素促分泌剂类降糖药物或 α-糖苷酶抑制剂。当采用一种口服降糖药物治疗血糖控制不达标时,可采用两种或 3 种不同作用机制的口服降糖药物进行联合治疗。在口服药联合治疗的情况下血糖仍控制不满意,可在口服药基础上开始联合使用胰岛素或换用胰岛素。严重高血糖的患者应首先采用胰岛素降低血糖,减少发生糖尿病急性并发症的危险性。

(五)血糖监测

血糖监测的结果可被用来反映饮食控制、运动治疗和药物治疗的效果并指导对治疗方案的调整。血糖控制良好或稳定的患者可采用快速血糖仪,应每周监测一天或两天,血糖控制不理想的患者应适当增加监测次数。HbA1C 可反映过去 2~3 个月的血糖控制情况,血糖控制达到目标的糖尿病患者应每年检查 2 次 HbA1C,血糖控制未达到目标或治疗方案调整后的糖尿病患者应每 3 个月检查 1 次 HbA1C。在血糖超过 16.7 mmol/L 时,均应进行常规的尿酮体监测。

综上所述,现代医学采用饮食、运动基础上的口服药和胰岛素治疗,对多数糖尿病患者可以有效控制,疗效肯定。目前中医治疗的优势主要体现在:①改善临床症状,很多患者在西医治疗下即使血糖控制良好,仍存在乏力、口干、饥饿感强烈、腰酸、视物模糊、性情急躁等临床症状,中医治疗可以很好地解决这些问题,从而改善患者的生活质量。②部分存在严重胰岛素抵抗的肥胖患者即使联合使用多种降糖药,血糖仍难以满意控制,给予中药治疗可以控制体重,改善胰岛素抵抗,起到辅助降糖作用。③活血通络可以减少或延缓糖尿病慢性并发症的发生。④中医干预糖尿病的最大优势还体现在针对糖尿病慢性并发症的治疗上,具体内容详见"变证"部分。

八、急证处理

糖尿病急性并发症包括糖尿病酮症酸中毒、非酮症高渗性昏迷和低血糖昏迷,病情危重,需中西医结合抢救。

(一)糖尿病酮症酸中毒

1.西医治疗原则

立即用胰岛素纠正代谢紊乱,输液补充血容量,纠正电解质紊乱,消除诱因。目前多采用小剂量胰岛素静脉滴注方法。

(1)第 1 阶段治疗:患者于静脉取血测血糖、电解质、CO_2CP、尿素氮后(有条件者同时测血 pH 值和血气分析),立即开放静脉,先静脉滴注 0.9%氯化钠注射液,在 0.9%氯化钠注射液内加入短效胰岛素,剂量按每小时 4~6 U,若 1 小时计划输液 1 000 mL,则于 500 mL 液体内加短效胰岛素 2~3 U,以此类推。持续静脉滴注每 2 小时复查血糖,根据血糖下降情况进行调整。

血糖下降幅度超过胰岛素滴注前水平的 30%,或平均每小时下降 3.9~5.6 mmol/L 可继续按原量滴注。若血糖下降幅度小于滴注前水平 30%,则说明可能伴有抗胰岛素因素,此时可将 RI 剂量加倍。若血糖下降速度过快,或患者出现低血糖反应,则可分别轻重采取相应处理。当血糖下降至≤13.9 mmol/L 时则转为第 2 阶段治疗。

(2)第 2 阶段治疗。和第 1 阶段比主要有两点改变:将原输液的 0.9%氯化钠注射液改为 5%葡萄糖或 5%葡萄糖生理盐水;胰岛素用量则按葡萄糖与胰岛素的比例加入输液瓶内,即根据患者血糖下降情况每 2~4 g 葡萄糖给 1 U 的短效胰岛素维持静脉滴注。按此浓度持续点滴使患者血糖维持在 11 mmol/L 左右,一直到尿酮体转阴,尿糖(+)时可以过渡到平日治疗,改为皮下注射,但应在停静脉滴注胰岛素前 1 小时,皮下注射一次 RI,一般注射量为 8 U 以防血糖回跳。

此外还要补液、补钾、给碱性药,以及消除各种诱因和积极治疗各种并发症等。

2.中医学治疗

(1)气阴两虚:口渴多饮,尿频量多,极度疲乏,心悸,舌红少苔,脉细数。

治法:益气养阴,清热生津。

常用方:生脉散(《医学启源》)合增液汤(《温病条辨》)加减。

太子参、麦冬、五味子、生地黄、玄参、南沙参、石斛、生黄芪、知母、枳实、茯苓。

(2)燥热入血:口渴多饮,尿频量多,体倦乏力,脘痞纳差,恶心欲吐,头目眩晕,大便干结,舌黯红、苔白腻或黄腻,脉弦滑。

治法:清热和血,祛湿化浊。

常用方:黄连解毒汤(《外台秘要》)合增液汤(《温病条辨》)加减。

黄连、黄芩、生地黄、玄参、天花粉、苍术、佩兰、赤芍、酒军、枳实、茯苓、黄芪、怀山药。

(3)热闭清窍:头痛烦躁,烦渴引饮,呼吸深大,有烂苹果气味,甚则嗜睡昏迷,尿少色黄,舌质红绛或黑褐少津,脉细数。

治法:清热开窍。

常用方:清宫汤(《温病条辨》)加减。

西洋参、犀角磨冲、生地黄、玄参、天冬、淡竹叶、黄连、莲子心、丹参、石菖蒲、郁金。

(4)阴竭阳脱:目眶凹陷,昏迷,目呆口张,气少息促,面唇苍白或青紫,汗出如油,四肢厥冷,舌青紫,脉微欲绝。

治法:益气固脱。

常用方:四逆加人参汤(《伤寒论》)加减。

红参、附片、干姜、麦冬、五味子、山萸肉、生龙骨、生牡蛎、炙甘草。

(二)非酮症性高渗性糖尿病昏迷

1.西医治疗

立即大量补液纠正高渗脱水,补充胰岛素降低血糖,纠正电解质紊乱——补钾,积极治疗并发症消除诱因。

(1)立即补液,以尽快恢复患者的血容量,纠正脱水高渗状态。

（2）胰岛素治疗用法同糖尿病酮症酸中毒。

（3）补钾：同糖尿病酮症酸中毒。

（4）积极治疗并发症。

2.中医学治疗

（1）阴津亏损：口渴多尿,倦怠乏力,大便干结,表情淡漠,反应迟钝,唇舌干红,皮肤干燥,缺乏弹性,脉象虚数。

治法：滋阴增液。

常用方：增液汤（《温病条辨》）加减。

细生地黄、麦冬、玄参、沙参、天花粉、葛根。

（2）热闭清窍：高热神昏,烦躁谵语或昏睡不语,便结溲赤,口唇干裂,皮肤干燥,舌质绛,苔黄燥,脉细滑数。

治法：清热凉血,醒神开窍。

常用方：清营汤（《温病条辨》）加减。

犀角粉冲、生地黄、玄参、麦冬、莲子心、黄连、丹参、金银花、连翘、酒军、赤芍。

（3）阴竭阳脱：面色苍白,昏聩不语,目眶下陷,舌苔干裂,四肢厥冷,血压下降,尿少或尿闭,脉微欲绝。

治法：回阳救逆。

常用方：四逆加人参汤（《伤寒论》）加减。

红参、山萸肉、麦冬、附子、干姜、炙甘草。

（4）对糖尿病高渗性昏迷并发动静脉血栓时可静脉点滴丹参注射液；并发脑血管意外,可静脉点滴清开灵注射液有较好的疗效。

（三）低血糖昏迷

治疗要点：如果无意识障碍,可让患者少量进食即可或含服糖块；如出现轻度意识障碍,可给予口服葡萄糖溶液,或静脉补充葡萄糖；如出现昏迷,则应立即静脉推注 50% 的葡萄糖,在持续静脉滴注葡萄糖。

九、变证治疗

（一）消渴肾病

发病之初,病在肝肾,气阴两虚,络脉瘀结。病程迁延,阴损及阳,脾肾虚衰。病变晚期,肾体劳衰,肾用失司,浊毒内停,五脏受损,气血阴阳衰败,变证蜂起。水湿浊毒上犯,凌心射肺可致心力衰竭；浊邪壅塞三焦,肾关不开,则少尿或无尿,发展为关格。

1.肝肾气阴两虚,肾络瘀滞

临床表现:腰膝酸软,疲乏无力,头晕目眩,怕热,便干,双目干涩,视物模糊,舌体胖,舌质黯,或有瘀斑瘀点,苔白。脉象:弦细数。

治法:滋补肝肾,益气养阴,化瘀通络。

常用方:山萸肉、枸杞子、生黄芪、太子参、首乌、生地黄、丹参、川芎、谷精草。

2.脾肾两虚,肾络瘀阻

临床表现:腰膝酸疼,神疲乏力,纳少腹胀,面足水肿,畏寒肢冷,夜尿多。舌体胖有齿印,舌质淡暗或有瘀斑瘀点,苔白。沉细无力。

治法:温肾健脾,益气活血。

常用方:仙茅、淫羊藿、白术、生黄芪、当归、川芎、丹参、猪苓、茯苓、芡实、金樱子、熟大黄。

3.气血阴阳俱虚,肾络瘀结,浊毒内停

临床表现:腰膝酸疼,神疲乏力,面色萎黄,唇甲色淡,心悸喘憋,尿少水肿,纳呆呕恶,大便秘结。舌体胖,舌质黯淡无华,苔厚腻。脉象:沉细无力。

治法:益气养血,化瘀散结,通腑泻浊。

常用方:生黄芪、当归、卫矛、莪术、瓜蒌、大黄。

(二)消渴痹痿

肝肾阴虚,络气虚滞,经脉失养,早期出现肢体麻木,疼痛,感觉障碍,晚期出现肌肉萎缩,甚则腿胫肉脱,步履全废等并发症,因继发于消渴,故称为消渴痹痿。

1.分证论治

(1)气血两虚,络脉失荣:步履欹侧,或站立不稳,两足如踩棉花,手足指趾麻木,甚或手指不能摄物,肌肤不仁,触之木然,腓肠触痛,肌肉瘦瘪,且觉无力,张力减退。舌胖嫩红,边有齿痕,苔薄净,脉濡细。

治法:益气养血,调和营卫。

常用方:黄芪桂枝五物汤(《金匮要略》)合当归补血汤(《内外伤辨惑论》)加减。

生黄芪、当归、白芍、桂枝、白术、川牛膝、木瓜。

(2)气阴两虚,络脉瘀阻:始觉足趾发冷,渐次麻木,年经月累,上蔓至膝,渐及上肢,手指麻木,甚或痛如针刺,或如电灼,拘挛急痛,或如撕裂,昼轻夜重,轻轻抚摸,即觉疼痛,肌肤干燥,甚或皲裂,乏力,口干喜饮,大便干燥,四末欠温。

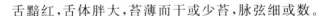

舌黯红,舌体胖大,苔薄而干或少苔,脉弦细或数。

治法:益气养阴,活血通络。

常用方:生黄芪、生地黄、山萸肉、丹参、鬼箭羽、赤芍、狗脊、牛膝、木瓜、枸杞、当归、全蝎、蜈蚣。

(3)肝肾亏虚,络虚风动:腰尻腿股剧烈疼痛,犹如刀割电灼,无时或休,入夜尤甚,腿股无力,张力低下,肌肉萎缩,久坐之后,未能站立。腰酸腿软,头晕耳鸣,骨松齿摇,舌淡,少苔或有剥裂,脉弦细无力。

治法:滋补肝肾,益精填髓。

常用方:狗脊、川断、牛膝、木瓜、杜仲、熟地黄、当归、枸杞子、菟丝子、丹参、赤白芍、制龟甲、地龙。

2.其他治疗

(1)中成药:丹参注射液 20 mL 溶于 0.9%氯化钠溶液 250 mL 中,静脉滴注,每天 1 次。

(2)按摩:双下肢按摩可促进局部血液循环,改善症状,但用力应轻柔,或局部穴位按摩,取双侧足三里、环跳、委中、承山、三阴交、涌泉穴,每次 15 分钟,每天 1～2 次,具有滋养肝肾,疏通脉络,调畅气血的功能。

(三)消渴眼病

糖尿病日久,耗气伤阴,气阴两虚,瘀阻目络;或阴损及阳,致阴阳两虚,目络阻滞,痰瘀互结,而导致目络受损,以眼底出血、渗出、水肿、增殖,视物模糊,视力下降为主要临床表现。本病病位在目,主要涉及肝、脾、肾等脏腑;病性为本虚标实,虚实夹杂,寒热并见。在治疗上以益气养阴,滋养肝肾,阴阳双补治其本;通络明目,活血化瘀,化痰散结治其标。

临证要整体辨证与眼局部辨证相结合。首当辨全身虚实、寒热,根据眼底出血时间,酌加化瘀通络之品。早期出血以凉血化瘀为主,出血停止两周后以活血化瘀为主,后期加用化痰软坚散结之剂。

1.分证论治

(1)气阴两虚,脉络瘀滞:多饮、多尿、多食症状不典型,口咽干燥、神疲乏力、少气懒言、眠少汗多、大便干结、或头晕耳鸣、或肢体麻木、舌体胖、舌淡红、苔薄白或舌红少苔、中有裂纹、脉细或细而无力。眼症:视力减退,视网膜病变多为单纯型的Ⅰ～Ⅱ期(如见或多或少的视网膜微血管瘤。并有小点片状出血或黄白色硬性渗出)。治法:益气生津,化瘀通络。常用方:生脉饮(《内外伤辨惑论》)加减。生黄芪、太子参、麦冬、五味子、枸杞子、菊花、丹参、当归。

(2)肝肾阴虚,脉络瘀阻:多饮、多尿、多食症状不明显,口干乏力、心悸气短、头晕耳鸣、腰膝酸软、肢体麻木、或双下肢微肿、大便干燥与稀溏交替出现、舌体胖嫩、舌色紫黯或有瘀斑、脉细乏力或细涩。眼症:视物模糊,或视物变形,或自觉眼前黑花漂移,甚至视力严重障碍,视网膜病变多为单纯型或由单纯型向增殖型发展(Ⅱ~Ⅳ期),如见,或多或少的视网膜微血管瘤,新旧杂陈的点片状和火焰状出血,黄白色的硬性渗出及白色的棉絮状斑,或黄斑水肿渗出,视网膜新生血管等。眼底出血多时可融合成片,或积聚于视网膜前,或形成玻璃体出血。治法:滋补肝肾,化瘀通络。常用方:杞菊地黄丸(《医级》)加减。枸杞子、菊花、熟地黄、山萸肉、怀山药、茯苓、泽泻、牡丹皮、丹参。

(3)阴阳两虚,痰瘀阻络:面色苍黄晦暗、气短乏力、腰膝酸软、畏寒肢冷、颜面或下肢水肿、食欲缺乏、大便溏泻或溏泻与便秘交替、夜尿频数、浑浊如膏、舌淡苔白、脉沉细无力。眼症:视力严重障碍。甚至盲无所见。视网膜病变多为增殖型(Ⅳ~Ⅵ期,眼底所见同前)。治法:阴阳双补,逐瘀散结。常用方:右归饮(《景岳全书》)加减。附子、肉桂、鹿角胶、熟地黄、山萸肉、枸杞子、怀山药、菟丝子、杜仲、当归、淫羊藿、鬼箭羽、穿山甲、瓦楞子、浙贝、海藻、昆布、三七。

2.其他疗法

(1)中成药:明目地黄丸水蜜丸每次6g,小蜜丸每次9g,大蜜丸每次1丸,每天2次。滋肾,养肝,明目。用于肝肾阴虚,目涩畏光,视物模糊等。石斛夜光丸每次5片,每天3次。清除湿热,利尿排石。用于肝肾两亏,阴虚火旺,内障目暗,视物昏花等。

(2)针灸:对于糖尿病视网膜病变1~3级,出血较少者,可慎用针刺疗法,取太阳、阳白、攒竹、足三里、三阴交、光明、肝俞、肾俞等穴,可分两组轮流取用,每次取眼区穴1~2个,四肢及背部3~5个,平补平泻。

(3)电离子导入:采用电离子导入的方式,使中药制剂直接到达眼部的病灶组织,从而促进视网膜出血、渗出和水肿的吸收,具有方法简便、创伤小、作用直接等特点。

(四)消渴脱疽

糖尿病日久,耗气伤阴,五脏气血阴阳俱损,肌肤失养,血脉瘀滞,日久化热,灼伤肌肤和/或感受外邪致气滞、血瘀、痰阻、热毒积聚,以致肉腐骨枯所致。病情发展至后期则阴损及阳,阴阳两虚,阳气不能敷布温煦,致肢端阴寒凝滞,血脉瘀阻,发为脱疽。

临证辨治要分清标本,强调整体辨证与局部辨证相结合,注意扶正与祛邪并重。内治法重在整体辨证,结合局部辨证;外治法以局部辨证为主。

1.分证论治

(1)湿热毒盛,络脉瘀阻:患趾腐黑湿烂,脓水色败臭秽,坏疽有蔓延趋势,坏死部分向近心端扩展并累及旁趾,足部红肿疼痛,边界不清,甚者肿及小腿,可伴有发热。舌质黯红或淡、苔黄腻,脉沉滑。

治法:清热利湿,解毒通络。

常用方:四妙丸(《成方便读》)加减。

苍术、黄柏、牛膝、薏苡仁、萆薢、金银花、生地黄、白花蛇舌草、蒲公英、川连、红花、忍冬藤、赤芍、牡丹皮、丹参。

(2)气阴两伤,络脉瘀毒:患足红肿消退,蔓延之势得到控制,患趾干黑,脓水减少,臭秽之气渐消,坏死部分与正常组织界线日趋清楚,疼痛缓解,口干,乏力,舌胖,质黯,苔薄白或薄腻,脉沉细。

治法:益气养阴,祛瘀托毒。

常用方:托里消毒散(《外科正宗》)加减。

生黄芪、太子参、丹参、白花蛇舌草、鹿衔草、麦冬、五味子、白术、桃仁、红花、地龙、川芎、丝瓜络、忍冬藤。

(3)气血两虚,络脉瘀阻:截趾创面脓腐已去,腐化筋膜组织减少,并逐渐内缩,新生肉芽红润,上皮新生,疮面渐收,足部无红肿疼痛,全身情况平稳。

治法:益气养血,化瘀通络。

常用方:生黄芪、当归、太子参、丹参、鹿衔草、鸡血藤、茯苓、山萸肉、红花、地龙、川芎、丝瓜络。

2.其他疗法

(1)局部处理:局部清创的方法有一次性清法和蚕食清法两种。一次性清法适应于:生命体征稳定,全身状况良好;湿性坏疽(筋疽)或以湿性坏疽为主,而且坏死达筋膜肌肉以下,局部肿胀明显、感染严重、血糖难以控制者。蚕食清法适应于:生命体征不稳定,全身状况不良,预知一次性清创难以承受;干性坏疽(脱疽)分界清楚者或混合型坏疽,感染、血糖控制良好者。

(2)外敷药:①湿热毒盛期。疮面糜烂,脓腔,秽臭难闻,肉腐筋烂,多为早期(炎症坏死期),宜祛腐为主,方连九一丹等。②正邪纷争期。疮面分泌物少,异味轻,肉芽渐红,多为中期(肉芽增生期),宜祛腐生肌为主,方选红油膏等。③毒去正胜期。疮面干净,肉芽嫩红,多为后期(瘢痕长皮期),宜生肌长皮为主,方选生肌玉红膏等。

（3）中药浸泡熏洗：①清化湿毒法。适用于脓水多而臭秽重、引流通畅者,药用土茯苓、马齿苋、苦参、明矾、黄连、重楼等煎汤,温浸泡患足。②温通经脉法。适用于阳虚络阻者,药用桂枝、细辛、红花、苍术、土茯苓、黄柏、百部、苦参、毛冬青、忍冬藤等煎汤,温浸泡患足。③清热解毒、活血化瘀法。适用于局部红、肿、热、痛明显,热毒较甚者,药用大黄、毛冬青、枯矾、马勃、元明粉等煎汤,温浸泡患足。中药浸泡熏洗时,应特别注意引流通畅和防止药液烫伤。

（五）消渴阳痿

糖尿病日久,肝脾肾受损,气血阴阳亏虚,阴络失荣导致宗筋不用而成。本病的病位在宗筋,主要病变脏腑为肝、脾、肾。病理性质有虚实之分,且多虚实相兼。

1.分证论治

（1）肾阳不足：阳痿阴冷,精薄精冷,头晕耳鸣,面色㿠白,精神萎靡,腰膝酸软,畏寒肢冷,短气乏力,舌淡胖润、或有齿痕,脉沉细尺弱。

治法：温补肾阳。

常用方：右归丸（《景岳全书》）加减。

鹿角胶、附子、肉桂、熟地、菟丝子、当归、杜仲、怀山药、山萸肉、枸杞子。

（2）心脾两虚：阳痿不举,精神不振,心悸气短,乏力自汗,形瘦神疲,夜寐不安,胃纳不佳,面色不华,舌质淡,脉沉细。

治法：补益心脾。

常用方：归脾汤（《济生方》）加减。

黄芪、白术、茯神、龙眼肉、人参、木香、当归、远志、甘草、酸枣仁。

（3）湿热下注：阳痿茎软,阴囊潮湿,臊臭或痒痛,下肢酸困,小便短赤,舌苔黄腻,脉濡数。

治法：清热利湿。

常用方：龙胆泻肝汤（《医方集解》）加减。

龙胆草、黄芩、栀子、泽泻、车前子、当归、柴胡、生地黄、薏苡仁、甘草。

加减：阴部瘙痒、潮湿甚加地肤子、蛇床子。

（4）肝郁气滞：阳痿失用,情志抑郁或易激动,失眠多梦,腰膝酸软,舌黯苔白,脉沉弦细。

治法：疏肝理气,兼以活血。

常用方：四逆散（《伤寒论》）加减。

柴胡、枳实、枳壳、当归、白芍、蜈蚣、甘草、佛手、刺猬皮。

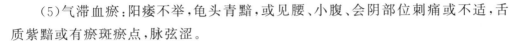

（5）气滞血瘀：阳痿不举，龟头青黯，或见腰、小腹、会阴部位刺痛或不适，舌质紫黯或有瘀斑瘀点，脉弦涩。

治法：行气活血，化瘀起痿。

常用方：少腹逐瘀汤（《医林改错》）加减。

小茴香、干姜、延胡索、当归、川芎、肉桂、赤芍、生蒲黄、五灵脂。

2.其他疗法

（1）中成药：五子衍宗丸水蜜丸每次 6 g，小蜜丸每次 9 g，大蜜丸每次 1 丸，每天 2 次。补肾益精。用于肾虚精亏所致的阳痿不育、遗精早泄等。参茸丸水蜜丸每次 5 g，大蜜丸每次 1 丸，每天 2 次。滋阴补肾，益精壮阳。用于肾虚肾寒，腰腿酸痛等。

（2）针灸：①取穴神阙、气海、关元、肾俞、命门、百会、太溪、足三里。前三穴用灸法，余用针刺施以补法，使腹部穴热感传至阴部。②主穴取大赫、命门；配穴取足三里、气海、关元。操作采用"探刺感传法"，随意轻微使捻转，使针感传向阴茎；取"烧山火"补法，作龙眼推使，完毕，左手拇、食指用力夹住针柄上端，不使针向回松动，以右手拇指指甲从上向下刮动针柄。退针时，用左手拇、食指向下轻压，待针下松弛时，右手将针快速撤出，急速揉按针孔。③主穴取中极、归来、大赫；配穴取风池、内关。操作：针刺中极、归来、大赫时，需使针感传至尿道；针刺风池时，应是针感放射至整个头部。适用于各型患者。若命门火衰者，加腰阳关、命门、关元；心脾受损者，加脾俞、足三里、神门；肝气郁结者，加肝俞、太溪、阳陵泉；惊恐伤肾者，加心俞、志室、神门；湿热下注者，加足三里、膀胱俞、丰隆。

（六）消渴汗证

糖尿病泌汗异常病位在皮肤腠理，病位虽在表，却是体内脏腑功能失调的表现。病性为本虚标实。汗出过多主要为气虚不固或热逼汗出；汗出过少则主要为阴津亏虚。

1.分证论治

（1）阴阳失调：上半身多汗，下半身少汗或无汗，怕冷又怕热，失眠多梦，每遇情绪波动时，常易自汗，甚则汗出淋漓，舌黯苔白，脉沉细。

治法：调和阴阳。

常用方：桂枝加龙骨牡蛎汤（《伤寒论》）加减。

桂枝、白芍、五味子、龙骨、牡蛎、浮小麦、炙甘草。

（2）脾肺气虚：心胸头面汗出，进食尤甚，面色㿠白，气短乏力，心悸健忘，纳呆便溏，舌质淡嫩，脉象虚弱。

治法:补益脾肺,固表止汗。

常用方:玉屏风散(《丹溪心法》)加减。

黄芪、白术、防风、党参、黄精、炙甘草、生龙牡。

(3)心肾阴虚:心胸汗出,虚烦失眠,心悸健忘,头晕耳鸣,咽干舌燥,腰膝酸软,多梦遗精,骨蒸潮热,小便短赤,舌红苔白,脉象细弱。

治法:补益心肾,敛阴止汗。

常用方:六味地黄丸(《小儿药证直诀》)加减。

山萸肉、熟地、怀山药、茯苓、牡丹皮、泽泻、五味子、银柴胡、陈皮。

2.其他疗法

(1)中成药:玉屏风颗粒每次 5 g,每天 3 次。益气,固表,止汗。用于表虚不固,自汗恶风等。知柏地黄丸水蜜丸每次 6 g,小蜜丸每次 9 g,大蜜丸每次 1 丸,每天 2 次。滋阴降火。用于阴虚火旺、潮热盗汗等。

(2)外治:以麻黄根、牡蛎火煅,与赤石脂、龙骨共为细末,以绢袋储存备用。将皮肤汗液擦干后,以此粉扑之。

十、疗效评定标准

本标准是对患者治疗中总体的评定标准,在科研中应说明研究的主要目标,若单为降血糖,可按降糖程度评定,但应说明配合其他治疗的方法。各种并发症的评定标准另订。

(1)临床缓解:①空腹血糖<6.1 mmol/L,餐后 2 小时血糖≤8.3 mmol/L,糖化血红蛋白<6%。②血脂正常。③24 小时尿糖<5 g。④临床症状消失。⑤体重向标准方向发展,并在标准体重上下 20%以内。⑥生存质量上升 2 级以上。⑦并发症缓解(各病症解除的具体指标另订)。

(2)显效:①空腹血糖<7.2 mmol/L,餐后 2 小时血糖≤10.8 mmol/L,糖化血红蛋白<8%。②血脂:总胆固醇(TC)<5.96 mmol/L,三酰甘油(TG)<1.47 mmol/L。③24 小时尿糖<10 g。④临床症状明显减轻。⑤体重向标准方向发展,疗程内体重趋向标准体重>2 kg(偏瘦者,体重增加>2 kg,偏胖者,体重减少>2 kg)。⑥生存质量提高到相应期的上限。⑦并发症显著减轻(各病症解除的具体指标另订)。

(3)有效:①空腹血糖<8.3 mmol/L,餐后 2 小时血糖≤11.1 mmol/L;②血脂:TC<6.48 mmol/L,TG<1.7 mmol/L;③24 小时尿糖<15 g。④临床症状有所减轻。⑤体重向标准方向有所发展。⑥生存质量有所提高。⑦并发症有所

减轻(各病症解除的具体指标另订)。

(4)无效:各项指标达不到上述要求标准。

十一、护理与调摄

(1)宣传消渴知识,使患者及其家属对本病有基本的认识,解除心理负担,配合医师对消渴进行合理、全面的治疗和监测。

(2)节饮食:节制饮食在消渴的调护中占有相当重要的位置。对于消渴患者来讲,无论采取何种治疗措施,不管形体、年龄、证候类型如何,合理的饮食控制是治疗成功的关键。主要包括对饮食数量、品种及规律饮食进行合理的安排。

(3)调情志:中医学认为,消渴的发生和情志异常有密切关系。发生消渴后,若情志不遂可加重病情,而调节情志可以消除内部之火,解除消渴诱发因素。日常生活中,消渴患者应避免太过或不及的情志变化,保持平和的心态,使精神内守。切忌恼怒、郁闷、忧思等不良情绪。

(4)慎起居:消渴患者平常应保持生活规律,起居有常,睡觉充足,动静结合,劳役适度,避免外邪侵入肌体。同时,保持适当、规律、定时的体育锻炼,增强体质,提高抗病能力。

(5)坚持治疗:消渴难痊愈。治疗后虽症状或有所缓解,但疾病多未痊愈,此时应注意监测病情,坚持服药治疗而万不可中断。

十二、预后与转归

目前认为消渴尚无法根治,但是通过多种措施,可使本病得到良好的控制,控制良好的患者与正常人的寿命及生活质量接近,而控制不良的患者寿命缩短,生活质量明显降低。消渴常病及多个脏腑,病变影响广泛,最终引发各种并发症,形成消渴与其他病证共见的复杂局面。其预后与多种因素相关:①各项相关指标控制的好坏,血压、血糖、血脂、体重及临床症状5个指标不仅是消渴控制好坏的指标,而且也是并发症发证的重要危险因素,这5个指标控制良好者,预后较好,控制不佳者则易于发生变证,预后较差;②是否合并有并发症及其病变的程度,若并发症较少或不严重,则预后尚可,若并发症较多且较重,则预后,病情较重。

十三、古训今释

(一)病名溯源

消渴之名首见于《素问·奇病论》:"有病口甘者,病名为何? ……此肥美之所发也,此人必数食甘美而多肥也,肥者令人内热,甘者令人中满,其气上溢转为消渴。"《黄帝内经》还根据发病原因、病变部位、病理机制及临床表现的不同,又有"消瘅""肺消""鬲消""消中""风消""脾瘅"等名称。后汉张仲景继承《黄帝内经》消渴基本理论,结合自己的研究成果加以发挥,在《金匮要略》中列"消渴小便利淋病脉证并治"专篇加以讨论,仍采用"消渴"病名。唐代王焘《外台秘要·消渴消中门》引《古今录验方》曰:"消渴有三:一渴而饮水多,小便数,无脂似麸片甜者,皆是消渴也;二吃食多,不甚渴,小便少,似有油而数者,此是消中病也;三渴饮水不能多,但腿肿,脚先瘦小,阴痿弱,数小便者,是肾消病也。"较完整准确地提出了"消渴"的概念,而且将消渴进行了临床分类。

宋代王怀隐《太平圣惠方·三消论》沿用《外台秘要·消渴消中门》中消渴的分类方法,并明确提出"三消"的概念,谓:"夫三消者,一名消渴,二名消中,三名消肾"。到金元时代"三消"内容已不是"消渴""消中""消肾",而是被"上消""中消""下消"所取代,如朱震亨在《丹溪心法·消渴》中根据三多症状的偏重和部位不同,将消渴分为上、中、下三消,谓:"上消者,肺也……中消者,胃也……下消者,肾也……"由于上、中、下三消分类的方法,比较明确地将消渴不同证候类型进行了脏腑定位、定性,给临床辨证用药提供了极大方便,因而被后世广泛采用。

明代医家张介宾根据前人见解,在比较全面论述"阳消"外,还明确提出"阴消"之说,其在《景岳全书·杂证谟·消渴》中谓:"消证有阴阳,不可不察"。"火盛则阴虚,是皆阳消之证也,至于阴消之义则未有知之者。盖消者,消烁也,亦消耗也。凡阴阳血气之属,日见消败者,皆谓之消,故不可尽以火证为言。"虽然,"阴消"之名未被后世所接受,但"阴消"之证是客观存在的,这也是对命门火衰,水失蒸腾之消渴的进一步总结,确较前人更加全面、深刻。至此对消渴的认识已经比较全面,病名沿用至今。

(二)医论撮要

1.病因学说

(1)禀赋不足:先天禀赋不足,五脏虚弱,尤其是肾脏素虚,是消渴发病的基本原因,故《灵枢·五变》曰:"五脏皆柔弱者,善病消瘅"。本段经文为后世医家从体质因素探讨消渴的防治奠定了理论基础。唐代王焘则强调肾虚在消渴发病中的重要作用,其所著《外台秘要·消渴消中门》曰:"消渴者,原其发动,此则肾虚所致"。明代赵献可《医贯·消渴论》则曰:"人之水火得其平,气血得其养,何消之有。"说明消渴系由气血阴阳失调所致。

(2)形体肥胖:肥胖者有余之气不得利用,则化为热,热邪必耗伤阴津,此即

《素问·奇病论》所谓"肥者令人内热"之意;又因肥胖之人素体湿热内盛,易于化火伤阴,故易患消渴。也即《素问·通评虚实论》"消瘅……肥贵人膏粱之疾也"。明代张介宾通过长期的临床观察,在分析各种致病因素的基础上,于《景岳全书·杂证谟·消渴》载曰:"消渴……皆富贵人病之,而贫贱者少有也"。

(3)饮食不节:长期过食肥甘醇酒厚味及辛燥刺激食物损伤脾胃,脾胃运化失司,积于胃中酿成内热,消谷耗液则发消渴。《素问·奇病论》在论述消渴病因病机时指出:"此人必数食甘美而多肥也,肥者令人内热,甘者令人中满,其气上溢,转为消渴"。唐代孙思邈《备急千金要方·消渴》详细记载了饮酒与消渴之间的关系:"凡积久饮酒,未有不成消渴……积年长夜,酣兴不解,遂使三焦猛热,五脏干燥,木石犹可焦枯,在人何能不渴。"元代朱震亨《丹溪心法·消渴》也云:"酒面无节,酷嗜炙博……脏腑生热,燥热炽盛,津液干焦,渴饮水浆,而不能自禁。"清代喻昌《医门法律·消渴论》则曰:"肥而且贵,醇酒厚味,孰无限量哉!久之食饮酿成内热,津液干涸……愈清愈渴,其膏粱愈无已,而成中消之病遂成矣。"由此可见,饮食不节,过食膏粱厚味,是患消渴的重要原因之一。

(4)情志失调:长期过度的精神刺激,可直接损伤脏腑,尤多造成肝脾损伤。郁怒伤肝,肝失疏泄,气郁化火,上灼肺津,下耗肾液,则发阴虚燥热之消渴,此即《灵枢·五变》所谓"怒则气上逆……转而为热,热则消肌肤,故为消瘅"。亦有思虑伤脾,脾不能为胃行其津液而为消渴者,如清代叶桂《临证指南医案·三消》曰:"心境愁郁,内火自燃,乃消症大病"。此外,心气郁结,郁而化火,心火亢盛,致肾阴亏损,水火不济,也可发为消渴。清代杨乘六《医宗己任编·消渴》谓:"消之为病,一原于心火炽炎……然其病之始,皆由不节嗜欲,不慎善怒。"金代刘完素《三消论》亦云:"消渴者……耗散精神,过违其度之所成也。"以上论述均说明五志过极,气郁化火亦是罹患消渴的重要原因。

(5)劳欲过度:房事不节,劳伤过度,肾精亏损,虚火内生则"火因水竭而益烈,水因火烈而益干",终至肾虚、肺燥、胃热俱现,发为消渴。正如唐代孙思邈《备急千金要方·消渴》所谓:"消之为病……盛壮之时,不自慎惜,快情纵欲,极意房中,稍至年长,肾气虚衰,此皆由房事不节所致也。"王焘则认为房事过度、肾燥精虚与消渴的发病有一定关系,《外台秘要·消渴消中门》载曰:"房室过极,致令肾气虚耗故也,下焦生热,热则肾燥,肾燥则渴"。《济生方》也有类似论述:"消渴之疾,皆起于肾,盛壮之时,不自保养,快情纵欲,饮酒无度……遂使肾水枯竭,心火燔炽,三焦猛热,五脏干燥,由是渴利生焉。"

2.病机学说

消渴因证立名,古代医家,特别是自宋代明确提出三消概念之后,多将其分为上、中、下三消论之,病变脏腑主要责之肺、胃、肾。对消渴病机的认识,河间主燥,子和主火,朱震亨主肾虚,赵养葵、张介宾则提出命火不足之论。其中虚实互见,三焦兼病,颇为复杂,兹分列如下。

(1)阴虚燥热:阴虚燥热是传统观点中消渴的病机核心。认为素体阴虚,加之房事不节,劳欲过度,损耗阴精,导致阴虚火旺,上蒸肺胃发为消渴。《素问·阴阳别论》曰"二阳结谓之消。"指出胃肠热结,耗伤津液是消渴的主要机制。金代刘完素在《三消论》中初步确立了消渴从燥热立论的学术思想,谓:"消渴之病者,本湿寒之阴气极衰,燥热之阳气太甚""燥热太甚而三焦肠胃之腠理怫郁、结滞、致密而水液不能浸润于外、营养百骸,故肠胃之外,燥热太甚,虽复多饮于中,终不能浸润于外,故渴不止,小便多者,以其多饮不能渗泄于肠胃之外而溲数也"。《医学心悟·三消》说:"三消之症,皆燥热结聚也。"《临证指南医案》亦指出:"三消之证,虽有上、中、下之分,其实不越阴亏阳亢,津涸热淫而已。"至今仍认为消渴早期,基本病机为阴津亏耗,燥热偏盛,阴虚为本,燥热为标。

(2)脾胃虚弱:脾主运化、升清,胃主受纳、腐熟水谷。若饮食不节,或情志不遂等原因致胃之受纳,脾之转输功能受损,津液不能上输则口渴欲饮,水谷不能滋养周身则形体消瘦。《素问·脏气法时论》说:"脾病者,身重善饥。"《灵枢·本脏》说:"脾脆……善病消瘅。"《灵枢·邪气脏腑病形》亦说:"脾脉微小为消瘅。"《脉经》载云:"消中脾胃虚,口干饶饮水,多食亦肌虚。"明代《慎斋遗书·渴》中云:"盖多食不饱,饮多不止渴,脾阴不足也。"治疗上十分重视养脾阴。戴元礼《证治要诀·消渴》则云:"三消久久不治,气极虚"。赵献可在继承前贤理论基础上,进一步完善了脾胃虚弱所致消渴之病机,其在《医贯·消渴论》载曰:"脾胃即虚,则不能输布津液故渴,其间纵有能食者,亦是胃虚引谷自救"。近代医家张锡纯也指出:"消渴一证,皆起于中焦而及于上下。""因中焦病,而累及于脾也。……致脾气不能散精达肺则津液少,不能通调水道则小便无节,是以渴而多饮多溲也。"膵即现代医学中的胰腺,《难经》称为散膏。

(3)肝郁化火:肝主疏泄,司气机之通畅,推动血液和津液的正常运行。长期过度的精神刺激,情志不舒,或郁怒伤肝,肝失疏泄,气郁化火,上灼肺胃阴津,下灼肾阴;或思虑过度,心气郁结,郁而化火,心火亢盛,损耗心脾精血,灼伤胃肾阴液,均可导致消渴的发生。有关精神因素与消渴的关系,中国历代医籍中均有论述。如《灵枢·五变》篇中说:"怒则气上逆,胸中蓄积,血气逆流……转而为热,热则消肌肤,故为消瘅。"金代刘河间《三消论》说:"消渴者……耗乱精神,过违其度,而燥热郁盛之所成也。"明代《慎斋遗书·渴》说:"心思过度,……此心火乘脾,胃燥而肾无救"可发为消渴。清代《临证指南医案·三消》说:"心境愁郁,内火自燃,乃消症大病。"以上均说明了情志失调,五志过极化热伤津的病理过程。另外,肝主疏泄,对情志因素影响最大,故古代医家十分强调消渴的发生与肝脏有着密切关系。如清代医家黄坤载在《四圣心源·消渴》中说:"消渴者,足厥阴之病也,厥阴风木与少阳相火为表里,……凡木之性专欲疏泄,……疏泄不遂……则相火失其蛰藏。"又在《素灵微蕴·消渴解》中说:"消渴之病,则独责肝木,而不责肺金。"郑钦安在《医学真传·三消症起于何因》说:"消症生于厥阴风木主气,盖以厥阴下水而上火,风火相煽,故生消渴诸证。"

(4)肾虚致渴:消渴的发生虽与五脏有关,但关键在于肾虚,肾虚为消渴之本,治疗上重在补肾。如东汉代张仲景认为肾虚是导致消渴的主要原因,创肾气丸治疗消渴,开补治消渴之先河;唐代《外台秘要》指出:"消渴者,原其发动此则肾虚所致。"赵献可《医贯·消渴论》从命门立论认为消渴"因命门火衰,不能蒸腐水谷,水谷之气不能熏蒸,上润于肺,如釜底无薪,锅盖干燥,故渴""其所饮之水,未经火化,直入膀胱,正谓饮一升溲一升,饮一斗溲一斗。试尝其味,甘而不咸可知矣"。清代陈士铎《石室秘录·消渴》曰:"消渴之证,虽分上中下,而肾虚以致消渴则无不同也。"《丹石玉案·消渴》曰:"盖肾之所主者,水也;真水不竭……何至有干枯消渴之病乎?唯肾水一虚,则无以制余火……而三消之患始剧矣。"

(5)血瘀痰凝:关于瘀血与消渴关系的描述,古代文献早有记载,从《灵枢·五变》曰:"其心刚,刚则多怒,怒则气上逆,胸中蓄积,血气逆留,臕皮充肌,血脉不行,转而为热,热则消肌肤,故为消瘅"。对瘀血产生口渴的机制,唐容川《血证论》有精辟论述:"瘀血在里则口渴,所以然者,血与气本不相离,内有瘀血,故气不得通,不能载水津上升,是以为渴,名曰血渴,瘀血去则不渴矣。"至于痰湿所致之消渴,古书载有:"上消者,肺病也。……盖火盛则痰燥,其消烁之力,皆痰为之助虐也""中消者,胃病也。……痰入胃中,与火相乘,为力更猛,食入即腐,易于消烁"。可见古代医家对痰凝血瘀与消渴之关系早有明确认识。

综上所述,古代医家对消渴病机的认识既有主肺燥、胃热、肾虚而论之者,又有从脏腑功能失调,本虚标实,三消同病而阐述者;从受损脏腑言之,则与肺、胃、肾三脏关系密切,其中以肾虚为病机之关键。无论下消之病或三消同病,病既及于下,即当以肾为主,而肾虚之中又以阴虚为常,火衰为变。若迁延日久不愈,可致精血枯竭,阴阳俱衰并发诸症。

3.治则治法

消渴治则是在历代医家有关消渴理论指导下,根据消渴病因、病机、病位、病势及变证等确立,实质上也是辨证论治精神的具体体现。综合古代医家所确立的消渴治则治法主要有:三消分治、新久异治、补肾治本等。

(1)三消分治:古代医家认为消渴口渴多饮,消谷善饥,尿频量多等三消证候各有其不同的病因、病机,因此应分而论之。如明代马兆圣《医林正印·三消》曰:"凡消渴者,是心火刑肺金而作渴,法当降火清金;凡消中者,胃也,法当下之;凡下消者,肾也,法当滋阴。"文中所言消渴是相对消中、消肾而言,此处专指消渴之上消。虽然马氏所论"消中者,法当下之"未被后世广泛采用,但消渴见有阳明腑实,津伤燥结之证选用调胃承气汤通下热结;因瘀热互结所致消渴选用桃核承气汤加味泻下瘀热;消渴见有阳明里热炽盛,肠燥便秘之证投麻子仁丸润肠通腑取效的报道并不鲜见,可供研究者参考。清代著名医家程钟龄在总结历代医家有关三消分治论述的基础上,将这一理论加以系统整理,其在《医学心悟·三消》提出:"三消之证,皆燥热结聚也。大法,治上消者,宜润其肺,兼清其胃;治中消者,宜清其胃,兼滋其肾;治下消者,宜滋其肾,兼补其肺。夫上消清胃者,使胃火不得伤肺也;中消滋肾者,使相火不得攻胃也;下消清肺者,滋上源以生水也。三消之治,不必专执本法而滋其化源则病易痊矣"。这一理论可谓深得消渴治则之要旨,系三消分治之总纲,为后世从三消分治消渴奠定了坚实的理论基础。

(2)新久异治:所谓新久异治是指古代医家根据消渴发展的不同阶段、不同病理机制及相应的证候特点而采取分阶段治疗的法则。如明代李梴《医学入门·消渴》谓:"治消渴初宜养肺降心,久则滋肾养脾。盖本在肾,标在肺,肾暖则气上升而肺润,肾冷则气不升而肺焦。"明代医家方隅根据消渴初起多实,久病多虚,初起多用清法,日久多用补法的特点,在《医林绳墨·消渴》中提出:"消渴初起,用人参白虎汤,久而生脉饮;中消初发,调胃承气汤,久则参苓白术散;肾消初起,清心莲子饮,久则六味地黄丸"。上述论点在今日临床上具有较强的指导意义。

(3)补肾治本:古代部分医家认为,消渴虽有上、中、下三消之分,肺燥、胃热、肾虚之别,但关键在于肾虚,因此强调补肾治本。东汉张仲景开补肾治疗消渴之先河,在《金匮要略·消渴小便利淋病脉证并治》中说:"男子消渴,小便反多,以饮一斗,小便一斗,肾气丸主之。"张介宾《景岳全书·杂证谟·三消》则云:"凡治消之法,最当先辨虚实,若察其脉证,果为实火致耗津液者,但去其火则津液自生,而消渴自止;若由真水不足,则系属阴虚,无论上中下,急宜治肾,必使阴气渐生,精血渐复,则病必自愈。若但知清火,则阴无以生,而日渐消败,益以困矣。"明代医家赵献可在《医贯·消渴论》中指出:"治消之法,无分上中下,先治肾为急……滋其肾水则渴自止矣。"清代陈士铎《石室秘录·消渴》也云:"消渴之证,虽分上中下,而肾虚以致渴则无不同也。故治消渴之法,以治肾为主,不必问其上中下三消也。"

(4)滋阴清热:基于对消渴阴虚燥热病机认识,滋阴清热一直是古今医家辨治消渴的总则。东汉张仲景在《金匮要略》中也以阴虚燥热立论,认为胃热是消渴的基本病机,创白虎汤、白虎加人参汤等治疗方剂,至今仍有效的指导着临床实践。如唐代《备急千金要方·消渴》,载云:"夫内消之为病,当由热中所作也。"在治疗上收载治疗消渴的方剂 52 首,其中用药以天花粉、麦冬、黄连、地黄等清热滋阴生津之品为多。金元时期的刘河间、张子和等发展了三消理论,提倡三消燥热学说,主张治三消当以清热泻火,养阴生津为要。如刘河间的《三消论》认为治疗消渴应"补肾水阴寒之虚,而泻心火阳热之实,除肠胃燥热之甚,济人身津液之衰"。推崇白虎汤,承气诸方,用药多偏寒凉。《医学心悟·三消》提出:"治上消者,宜润其肺,兼清其胃;治中消者,宜清其胃,兼滋其肾;治下消者,宜滋其肾,兼补其肺。夫上消清胃者,使火不得伤肺也;中消滋肾者,使相火不得攻胃也;下消清肺者,滋上源以生水也。"基本概括了滋阴清热的治疗方法。

(5)健脾益气:古代医家针对脾气虚弱所致之消渴则提出了健脾益气之法。如张洁古在《医学启源》中指出:"白术散,治诸烦渴津液内耗,不问阴阳,服之止渴生津液。"明代赵献可《医贯·消渴论》,也云:"脾胃既虚,则不能敷布其津液,故渴。……唯七味白术散,人参生脉散之类,才是治法。"李梴在《医学入门·消渴》中指出:"治渴初宜养肺降心,久则滋肾养脾。……养脾则津液自生,参苓白术是也。"周慎斋治消渴则强调以调养脾胃为主,重用参苓白术散。清代医家张锡纯认为消渴"因中焦膵病,而累及于脾也"。治疗上重用黄芪、怀山药、鸡内金、猪胰等益气健脾之品。自拟玉液汤、滋膵饮治疗消渴多获效。

(6)疏肝化痰:古代医家针对肝郁气滞、痰湿内阻所导致的消渴提出了疏肝化痰治法。如刘河间《三消论》提出:"治上消、膈消而不欲多食,小便清利,宜小柴胡汤"。清代医家费伯雄则认为痰邪与消渴的发病有密切关系,因此强调用化痰法治疗消渴,其在书中指出:"上消者,肺病也,当于大队清润中,佐以渗湿化痰之品,……中消者,胃病也,……宜清阳明之热,润燥化痰"。

(7)活血化瘀:唐容川在《血证论》中提出了瘀血致渴的病机及活血化瘀的治法,"瘀血在里则口渴,所以然者血与气本不相离,内有瘀血,故气不得通,不能载水津上升,是以为渴,名曰血渴,瘀血去则不渴矣"。古代医家基于血瘀致渴的病机制论将活血化瘀药物应用于消渴的治疗,如《王旭高医案》就记载了运用大黄䗪虫丸治疗消渴的案例。至今随着糖尿病之瘀血研究的不断深入,活血化瘀法已广泛运用于糖尿病及血管神经并发症的防治。

从历代医家有关论述可知,消渴治则治法是在辨证论治基础上确立的,每种法则又各有其一定的适应范围,因此在运用这些法则时必须善于从复杂多变的疾病现象中抓住本质,治病求本;或根据病变部位的不同三消分异;或根据疾病发展的不同阶段新久异治;或根据邪正斗争所产生的虚实变化扶正祛邪。只有这样,在临床上才能取得满意疗效。

4.方药方剂

在长期医疗实践中,积累了极为丰富的防治糖尿病及慢性并发症的宝贵经验,其中药物疗法内容最为丰富,在中国历代医籍中有关治疗消渴及并发症的方药(包括复方、单方、验方、汤剂、散剂、丸剂等)十分繁多。如唐代《备急千金要方》,载有治疗消渴的处方55首,药物110种;《外台秘要》,载方86首,药物119种;宋代《太平圣惠方》,载有治疗三消的处方177个,药物172种;《圣济总录》,载有三消的处方196个,药物192种;明代《普济方》,集明之大成,记载三消的处方697个,药物达4 198种。清代《古今图书集成医部全录·渴门》,载治疗消渴的复方95首,单方135首。其中最常用的药物有一百余种。如常用益气药:人参、黄芪、西洋参、党参、怀山药等;常用滋阴生津药:生地黄、熟地、玄参、麦冬、天门冬、葛根、天花粉、五味子、白芍药、乌梅、沙参、芦根、梨汁、知母、枸杞、山萸肉、桑椹、蚕茧、玉竹、黄精等;常用的清热药:生石膏、知母、黄连、黄柏、黄芩、栀子、桑白皮、地骨皮、薏苡仁等。

5.其他疗法

(1)针灸疗法:关于针灸治疗消渴在中国已有久远的历史。《史记·扁鹊仓公列传》,记载了最早的消渴灸治病例。晋代《针灸甲乙经》详细记载了消渴的针灸穴位。如"消渴身热,面目黄,意舍主之;消渴嗜饮,承浆主之;消渴,腕骨主之;黄瘅热中喜饮,太冲主之;消瘅善饥,气走喉咽而不能言,大便难……口中热,唾如胶,太溪主之;热中,消谷善饥……,足三里主之。"唐代《备急千金要方》,将《针灸甲乙经》中6个治疗消渴的穴位增至35个,将《针灸甲乙经》中的循5经取穴扩大到循8经取穴,并对奇穴作了补充。如"消渴咽喉干,灸胸膛五十壮,又灸足太阳五十壮。""消渴小便数,灸两手小指头及足两小趾头,并灸项椎佳。"且以"曲泉、阴谷、阳陵泉、复留此诸穴断小行最佳,不损阳气,亦止遗溺也"。其他穴位还有阳池、阴市、中封、然谷、太白、大都、跌阳、行间、大敦、隐白、涌泉、水道、肾俞、胃脘下俞、小肠俞、手厥阴、足厥阴等。宋代《针灸资生经》,又增添8个治疗消渴的新穴:商丘、关冲、曲池、劳宫、中膂俞、兑端、水沟、阳纲。明代《晋济方》,搜集了明以前针灸治疗消渴的处方,辨证取穴18种,穴位总计44个,其他如《针灸大成》《针灸大全》《针灸聚英》《神应论》等针灸医籍新增的穴位有少商、曲泽、金津、玉液、列缺、中脘、照海、廉泉等。清代《针灸集成》,则更强调针灸治疗消渴应分型论治,辨证取穴。如:"消渴饮水,取人中、兑端、隐白、承浆、然谷、神门、内关、三焦俞;肾虚消渴,取然谷、肾俞,腰俞、中膂俞……灸三壮;食渴取中脘、胃俞、三焦俞、太渊、列缺,针皆泻。"

同时,孙思邈还强调消渴宜早期采用针灸治疗,若本病迁延,易合并皮肤感染,则不易采用灸刺。"凡消渴经百日以上者,不得灸刺,灸刺则于疮上漏脓水不歇,遂成痈疽,羸瘦而死。亦忌有所误伤,但作针许大疮。所饮之水。皆于疮中交成脓水而出,若水出不止者必死,慎之慎之。初得患者,可如方灸刺之。"

(2)气功疗法:在《黄帝内经》中就有用导引、行气、按摩治疗疾病的记载。《素问·遗篇刺法论》载"寅时面向南,净神不乱思,闭气不息七遍"的练功方法。晋代名医葛洪专论吐纳导引的理论和方法,提出以呼吸吐纳"行气",可"内以养身""外以却邪"。隋朝医家巢元方则提出消渴气功宣导法"解衣恢卧,伸腰膜少腹,五息止,引肾去消渴"。唐《外台秘要》记载:"法云:解衣偃卧,伸腰膜少腹,五息止,引肾,去消渴,利阴阳。解衣者使无呈碍,偃卧者无外想使气易行,伸腰者使肾无逼蹙,膜者大努使气满,少腹者,摄腹牵气使五息即止之,引肾者,引水来咽喉,润上部,去消渴枯槁病,利阴阳者,饶气力也。"清代《古今图书集成医部全录·渴门》,收集了治疗消渴的5种导引方法。

(3)饮食疗法:中医学最早提出了消渴的饮食疗法。如孙思邈在《备急千金要方》中提出消渴首先应"以食治之,食疗不愈,然后命药",强调了饮食疗法的重要性,另外还提出了消渴人应控制米面咸食和水果,比过去误认为最先用饮食控制方法治疗糖尿病的John Rollo约早千余年。消渴"其所慎有三:一饮酒,二房室,三咸食及面,能慎此者,虽不服药而自可无他,不知此者,纵有金丹,亦不可救,深思慎之"。另外,唐代《外台秘要》:"此病特慎麝鹿肉,须慎酒炙肉咸物……忌热面并干脯一切热肉粳米饭李子等。"而且对饮食控制疗法的实施,提出了具体要求,主张"食欲得少而数,不欲顿而多",即少食多餐。

(4)体育疗法:隋朝巢元方在《诸病源候论》中指出:消渴人应"先行一百二十步,多者千步,然后食之"。这比过去误认为最先用体力活动治疗糖尿病的Tohn

Brown要早千余年。另外,唐《外台秘要》也强调消渴患者宜食后"即须行步",不宜"饮食便卧,终日久坐",还主张患者作适当的体力劳动,"人欲小劳,但莫劳疲极也"。

(5)心理疗法:对消渴人来说,几乎不同程度的都存在着焦虑、忧郁、烦恼、失望和沮丧的不良情绪,不利于疾病的康复。因此通过语言疏导,移精变气,琴棋书画,旅游观光,意念联想等心理调整方法,使患者摆脱不良情绪的困扰,创造坦然开朗之心境,以利疾病的康复。清代叶天士治疗一消渴患者时,认为应使注意力特移至栽花种竹等园艺之作,服药才可奏效。就运用了心理疗法。

6.有关并发症的论述

古代医家有关消渴变证的论述较多,归纳起来常见以下几种。

(1)痈疽:消渴之病,燥热内盛,耗伤津液,水谷精微随尿流失,津枯液涸,经脉涩滞,营卫失调,气血不畅,热毒滞留,遂发痈疽。消渴源不除,则热毒生之不断,此起彼伏,久治不愈。正如唐代孙思邈《备急千金要方·消渴》所言:"消渴之人,愈与未愈,常须思虑有大痈。"隋代巢元方《诸病源候论·消渴候》在论述其发病机制时认为:"以其内热小便利故也,小便利则津液竭,津液竭则经络涩,经络涩则荣卫不行,则由热气留滞,故成痈疽。"《圣济总录》记载:"能食而渴者必发脑痈、背痈。"明代马兆圣则认为消渴并发痈疽之机制为阴虚阳盛,水火不能相济或火性炎上,留于分肉所致,其在《医林正印·三消》曰:"三消者,乃阴虚阳盛之症,水火不能相济也……或猛火盛炎,留于分肉,则发痈疽,此又病深而症之变也"。

(2)水肿:消渴日久,阴损及阳,或过用寒凉,伤阳损气,致水气既不得蒸腾于上,又不能下输膀胱,必潴留于内,泛溢周身肌肤,则出现水肿。宋代《圣济总录·消渴门》谓:"此久不愈,能为水肿痈疽之病""土气弱不能制水,消渴饮水过度,脾土受湿而不能有所制,则泛溢妄行于皮肤肌肉之间,聚为水肿胀满,而成水也"。金代刘完素则从火热论之,其在《三消论》中谓:"夫消渴者……热甚而膀胱怫郁,不能渗泄,水液妄行而上肿也",从而补充了前贤之未备。

(3)目盲、耳聋:消渴日久,伤精耗血,致肝肾两亏。肝开窍于目,肾开窍于耳,精血不能上承于头面以濡养耳目,耳目失养,故成目盲、耳聋等病证。金代刘完素《三消论》曰:"夫消渴者,多变聋盲目疾、疮痈痤痱之类,皆肠胃燥热怫郁,水液不能浸润于周身故也。"明代戴元礼更加明确提出精血亏虚是发生本病的主要病机,其在《证治要诀·消渴》谓:"三消久之,精血既亏,或目无所见,或手足偏废如风疾"。本病之临床表现虽有在目、在耳之别,但其病变机制则一,故临床上常将两者归属一类病证加以讨论。

（4）肺痿、痨嗽：消渴患者常因燥热偏盛，熏灼于肺，耗伤肺津出现阴虚肺热之咳嗽、痰中带血、潮热、盗汗等痨嗽之证。若久嗽不愈则可发生肺痿，故《金匮要略》曰"肺痿之病，从何得之，或从汗出，或从呕吐，或从消渴，小便利数……重亡津液，故得之"。金代刘完素在《三消论》中亦有消渴可并发"肺痿痨嗽""蒸热虚汗"之记载。

（5）中风：《黄帝内经》最早提出形体肥胖，过食膏粱厚味是消渴并发中风之重要因素，《素问·通评虚实论》曰："消瘅仆击，偏枯……肥贵人则膏粱之疾也"。明代医家戴元礼则认为消渴日久，精血亏虚，筋脉失养是本病之另一重要病机，其在《证治要诀·三消》谓："三消久之，精血既亏……或手足偏废如风疾"。

（6）痿病：消渴日久伤精耗血，肝肾阴虚，气血亏虚，不能濡养肌肉筋骨，故肢体麻木、疼痛、痹证、痿证。元代《丹溪心法·消渴》曰："热伏于下，肾虚受之，腿膝枯细，骨节酸疼。"《普济方》记载了消渴日久可见"四肢痿弱无力""手足烦疼"。《续名医类案》也有消渴日久出现"足膝痿弱，寸步艰难"的记载。《王旭高医案》记载了消渴出现"手足麻木"的病例。清代汪蕴谷也认为肾阴亏虚是发生本病的主要病机，其在《杂证会心录》谓："消渴一证，责在于下，肾水亏虚，则尤火无所留恋……若火灼在下，耳轮焦而面黑，身半以下，肌肉尽削"。

（7）心痛：《伤寒论·辨厥阴病脉证并治》记载："厥阴之为病，消渴，气上撞心，心中疼热，饥而不欲食"。隋代《诸病源候论·消渴候》还记载了"消渴，心中疼"。

（8）泄泻：清代吴谦等在《医宗金鉴·消渴》则论述了消渴并发泄泻之机制，"三消，饮水多不能食。……湿多苔白滑者，病之则传变水肿泄泻"。

（9）阳痿：阳痿古称阴痿。如《素问·阴阳应象大论》云："年六十，阴痿，气大衰。"明代张介宾在《类经》中释曰："阴痿，阳不举也"，指出阴痿即是阳痿。有关消渴合并阳痿古医籍中曾有记载，如金代李杲《兰室秘藏》中就有消渴人"四肢痿弱，前阴如冰"的记载，明代赵献可在《医贯》中有消渴人"或为白浊阴痿"的记载。

（10）脱疽：《卫生宝鉴》有"足膝发恶疮，至死不救""足趾患疽，若黑若紫不治"等记载。《续名医类案》有消渴"脚背发疽"及"足黑腐而死""足大指患疽，色紫"等类似糖尿病足的记载。

（11）口腔并发症：许多古籍文献中有消渴并发齿痛、齿摇、齿落、口舌生疮等口腔并发症的记载。如《先醒斋医学广笔记》记载消渴患者"骤发齿痛""满口痛不可忍，齿俱动摇矣""口舌生疮或牙龈溃蚀，咽喉作痛""舌本上腭腐碎"。

（12）急性并发症：《张氏医通》还记载了急性并发症，如消渴出现的"烦热烦渴""头痛""呕吐""昏昏嗜卧"的症状类似糖尿病酮症酸中毒及糖尿病昏迷前期的症状。

第二节 虚 劳

虚劳是指以五脏虚证为主要临床表现的多种慢性虚弱证候的总称。又称虚损。

历代医籍对虚劳的论述甚多。《素问·通评虚实论》提出的"精气夺则虚"是虚证的提纲。而《素问·调经论》所谓"阳虚则外寒，阴虚则内热"，进一步说明虚证有阴虚、阳虚之别，并明确了阴虚、阳虚的主要特点。《难经·十四难》论述了"五损"的症状及病势传变，并根据五脏的所主及其特性提出相应的治疗大法，如"损其肺者益其气，损其心者调其营卫，损其脾者调其饮食、适其寒温，损其肝者缓其中，损其肾者益其精。"汉·张仲景在《金匮要略·血痹虚劳病脉证并治》篇首先提出了"虚劳"的病名，分阳虚、阴虚、阴阳两虚3类，详述症、因、脉、治，治疗着重于温补脾肾，并提出扶正祛邪、祛瘀生新等治法，首倡补虚不忘治实的治疗要点。《诸病源候论·虚劳病诸候》比较详细地论述了虚劳的原因及各类症状，对五劳（心劳、肝劳、肺劳、脾劳、肾劳）、六极（气极、血极、筋极、骨极、肌极、精极）、七伤（大饱伤脾，大怒气逆伤肝，强力举重、久坐湿地伤肾，形寒、寒饮伤肺，忧愁思虑伤心，风雨寒暑伤形，大恐惧不节伤志）等内容做了具体阐释。金元以后，对虚劳的理论认识及临床治疗都有较大的发展。如李东垣重视脾胃，长于甘温补中。朱丹溪重视肝肾，善用滋阴降火。明·张景岳深刻地阐发了阴阳互根的理论。提出"阴中求阳，阳中求阴"的治则，在治疗肾阴虚、肾阳虚的理论及方药方面有新的发展。汪绮石重视肺、脾、肾在虚劳中的重要性，所著《理虚元鉴》中明确指出："治虚有三本，肺、脾、肾是也。肺为五脏之天，脾为百骸之母，肾为性命之根，治肺、治脾、治肾，治虚之道毕矣。"清·吴澄的《不居集》系统汇集整理了虚劳的资料，是研究虚劳的一部有价值的参考书。

虚劳所涉内容很广，是中医内科学中范围最广的一种病证。凡先天禀赋不足，后天调护失当，病久体虚，积劳内伤，久虚不复等导致的多种以脏腑气血阴阳亏损为主要表现的病证，均属于本病证的范畴。

现代医学中多系统的众多慢性消耗性疾病以及功能衰退性疾病,出现虚劳的临床表现时,可参考本节进行辨证论治。

一、病因、病机

引起虚劳的原因很多。《理虚元鉴·虚证有六因》全面归纳了虚劳之因,提出"有先天之因,有后天之因,有痘疹及病后之因,有外感之因,有境遇之因,有医药之因",表明多种病因作用于人体,引起脏腑亏损,气血阴阳亏虚,日久不复,皆可发展为虚劳。概言之,其病因不外先天、后天两大因素。以脏腑亏损、气血阴阳虚衰为主要病机。

(一)禀赋不足

因父母体虚,禀赋薄弱,或孕育不足,胎中失养,或后天喂养不当,水谷精气不充,均可导致先天禀赋不足,体质不强,易于患病,病后久虚不复,脏腑气血阴阳日渐亏虚,发为虚劳。

(二)烦劳过度

烦劳过度,因劳致虚,损伤五脏。如《素问·宣明五气》篇指出:"久视伤血,久卧伤气,久坐伤肉,久立伤骨,久行伤筋。"《医家四要·病机约论》也说:"曲运神机则劳心,尽心谋虑则劳肝,意外过思则劳脾,预事而忧则劳肺,色欲过度则劳肾。"在各种劳损中,尤以劳神过度及恣情纵欲较为常见。

(三)饮食不节

暴饮暴食,饥饱无常,或嗜欲偏食,营养不良,或饮酒过度,均会损伤脾胃,久则气血无以生化,内不能和调于五脏六腑,外不能洒陈于营卫经脉,形成虚劳。

(四)大病久病

邪气强盛,正气短时难复,损伤脏气,耗伤气血阴阳,复以病后失于调养,每易发展为虚劳;或久病迁延失治,邪气留恋,病情传变日深,损耗人体的气血阴阳;或妇人产后调理失当,正虚难复,均可演变为虚劳。

(五)误治失治

因误诊误治,或遣方用药不当,以致精气耗损,既延误治疗,又损及阴精或阳气,从而发为虚劳。

虚劳之病位主要在五脏,尤以脾肾为主。由于五脏相关,气血同源,阴阳互根,所以一脏受病,可以累及他脏,互相影响和转化。虽病因各异,或是因虚致病,因病致劳,或是因病致虚,久虚不复成劳,但究其病理性质,主要为气、血、阴、阳的亏耗。气虚不能生血,血虚无以载气。气虚日久阳亦渐衰,血虚日久阴也不足。阳损日久,累及于阴;阴亏日久,累及于阳。病势日渐发展,而病情趋于复杂。

二、诊断要点

(一)症状

多见于形神衰败,身体瘦弱,大肉尽脱,心悸气短,自汗盗汗,面容憔悴,食少厌食,或五心烦热,或畏寒肢冷,脉虚无力等症。具有引起虚劳的致病因素及较长的病史。

(二)检查

虚劳涉及的病种甚多,必须结合患者的具体情况,针对主要症状有选择地做相应的检查,以便重点掌握病情。一般常选用血常规、血生化、心电图、X线摄片、免疫功能测定等检查。特别要结合原发病做相关检查。

三、鉴别诊断

(一)肺痨

宋代严用和在《济生方·五劳六极论治》中指出:"医经载五劳六极之证,非传尸、骨蒸之比,多由不能卫生施于过用,逆于阴阳,伤于荣卫,遂成五劳六极之病焉。"两者鉴别的要点:肺痨乃因正气不足而被痨虫侵袭所致,病位主要在肺,具有传染性,以阴虚火旺为其病理特点,以咳嗽、咯痰、咳血、潮热、盗汗、消瘦为主要临床症状;而虚劳由多种原因所导致,久虚不复,病程较长,一般无传染性,以脏腑气、血、阴、阳亏虚为其基本病机,可分别出现五脏气、血、阴、阳亏虚的多种临床症状。

(二)其他疾病中的虚证

虚劳与内科其他病证中的虚证证型虽然在临床表现、治疗方药方面有类似之处,但两者仍有区别:虚劳的各种证候,均以出现一系列精气亏虚的症状为特征;而其他病证的虚证则各以其病证的主要症状为突出表现。例如,眩晕一证的气血亏虚型,虽有气血亏虚的症状,但以眩晕为最突出、最基本的表现;水肿一证的脾阳不振型,虽有脾阳亏虚的症状,但以水肿为最基本、最突出的表现。此外,虚劳一般都有比较长的病程,且病势缠绵,往往涉及多脏甚至整体。而其他病证的虚证类型虽然也以久病属虚者居多,但亦有病程较短而表现虚证者。例如,泄泻一证的脾胃虚弱型,以泄泻为主要临床表现,有病程长者,亦有病程短者。

四、辨证

《杂病源流犀烛·虚损劳瘵源流》说:"虽分五脏,而五脏所藏无非精气,其所以致损者有四,曰气虚,曰血虚,曰阳虚,曰阴虚""气血阴阳各有专主,认得真确,方可施治"。一般说来,病情单纯者,病变比较局限,容易辨清受累脏腑及其气、血、阴、阳亏虚的属性。但由于气血同源,阴阳互根,五脏相关,所以各种原因所致的虚损往往相互影响,由一虚而渐致多虚,由一脏而累及他脏,使病情趋于复杂和严重,辨证时应加以注意。

虚劳的证候虽繁,但总离不开五脏,而五脏之虚损,又不外乎气、血、阴、阳。因此,现以气、血、阴、阳为纲,五脏虚证为目,分类列述其证治。

(一)气虚

症见面色㿠白或萎黄,少气懒言,声音低怯,头昏神疲,肢体无力,舌苔淡白,脉细软弱。

1.肺气虚

证候:咳嗽无力,痰液清稀,自汗气短,语声低微,时寒时热,平素易于感冒,面白,舌质淡,脉弱。

分析:肺气不足,则咳嗽无力,痰液清稀;表卫不固,故自汗气短,语声低微;肺气亏虚,营卫失和则时寒时热;肺主皮毛,肺虚则腠理疏松,故易感受外邪;肺气亏虚,不能朝百脉,故见面白、舌淡、脉弱。

2.心气虚

证候:心悸,气短,动则尤甚,神疲体倦,自汗,面色㿠白,舌质淡,脉弱。

分析:心气虚弱,心失所养,则心悸、气短;因心开窍于舌,其华在面,故心气不足则面色㿠白,舌质淡;心主血脉,故心气虚则脉道空虚;汗为心之液,故心气不足则摄津无力,而见自汗;心主神志,心气不足,则神疲体倦,劳则尤甚,舌淡、脉弱。

3.脾气虚

证候:纳食减少,食后胃脘不适,神疲乏力,大便溏薄,面色萎黄,舌淡苔薄,脉弱。

分析:脾虚不能健运,胃肠受纳及传化功能失常,故纳食减少,食后胃脘不适,大便溏薄;脾虚不能化生水谷精微,气血来源不充,形体失养,故倦怠乏力,面色萎黄,舌淡,脉弱。

4.肾气虚

症状:神疲乏力,腰膝酸软,小便频数而清长,白带清稀,舌质淡,脉弱。

分析:肾气亏虚则固摄无力,故小便频数而清长,白带清稀;腰为肾之府,故肾虚则腰膝酸软;神疲乏力,舌质淡,脉弱,均为气虚之征。

(二)血虚

症见面色淡黄或淡白无华,唇、舌、指甲色淡,头晕目眩,肌肤枯燥,舌质淡红,苔少,脉细。心主血,脾统血,肝藏血,故血虚之中以心、脾、肝的血虚较为多见。

1.心血虚

症状:心悸怔忡,健忘,失眠,多梦,面色不华,舌质淡,脉细或结代。

分析:心血亏虚,血不养心,则心神不宁,故致心悸怔忡,健忘,失眠或多梦;血虚不能上荣头面,故面色不华,舌质淡;血虚气少,血脉不充,故脉细或结代。

2.肝血虚

症状:头晕目眩,胁肋疼痛,肢体麻木,筋脉拘急,或惊惕肉瞤,妇女月经不调甚则闭经,面色无华,舌质淡,脉弦细或细涩。

分析:肝血亏虚,不能上养头目,故致头晕目眩;血不养肝,肝气郁滞故胁肋疼痛;由于血虚生风,筋脉失养,以致肢体麻木,筋脉拘急,或惊惕肉瞤;肝血不足,妇女冲任空虚,则月经不调甚或闭经;面色无华,舌淡,脉弦细或细涩,为肝血不足,血脉不充之象。

(三)阴虚

症见面赤颧红,唇红,手足心热,虚烦不安,潮热盗汗,口干,舌质光红少津,脉细数无力。五脏的阴虚在临床上均较常见,而以肾、肝、肺为主,且以肝肾为根本。病情较重时,可出现气阴两虚或阴阳两虚。

1.肺阴虚

症状:咳嗽,咽干,咳血,甚或失音,潮热盗汗,颧红如妆,舌红少津,脉细数。

分析:肺阴亏耗,肺失濡润,故干咳;肺络损伤,则咳血;阴虚津不上承,故咽干,甚则失音;阴虚火旺,虚热迫津外泄,则潮热盗汗;颧红如妆,舌红少津,脉细数,均为阴虚有热之象。

2.心阴虚

症状:心悸,失眠,烦躁,潮热,盗汗,面部潮红,口舌生疮,舌红少津,脉细数。

分析:心阴亏虚,心失濡养,故心悸,失眠;阴虚生内热,虚火亢盛,故烦躁,面部潮红,口舌生疮;虚热迫津外泄,则盗汗;舌红少津,脉细数,为阴虚内热,津液不足之象。

3.胃阴虚

症状:口干唇燥,不思饮食,大便秘结,甚则干呕,呃逆,面部潮红,舌干,少苔或无苔,脉细数。

分析:脾胃阴虚,运化失常,故不思饮食;津亏不能上承,故口干;胃肠失于滋润则大便秘结;若阴亏较甚,胃气失于和降,上逆为患,则干呕、呃逆;面部潮红,舌红,苔少,脉细数,均为阴虚内热之象。

4.肝阴虚

症状:头痛,眩晕,耳鸣,视物不明,目干畏光,急躁易怒,或肢体麻木,筋惕肉瞤,面部潮红,舌干红,脉弦细数。

分析:肝阴不足,肝阳偏亢,上扰清窍,故头痛,眩晕,耳鸣;肝阴不能上荣于目,故视物不明,目干畏光;阴血不能濡养筋脉,虚风内动,故肢体麻木,筋惕肉瞤;阴虚火旺,肝火上炎,则面部潮红;舌红少津,脉弦细数为阴虚肝旺之象。

5.肾阴虚

症状:腰酸,遗精,两足痿软,眩晕,耳鸣,甚则耳聋,口干,咽痛,颧红,舌红少津,脉沉细数。

分析:肾虚失养,故感腰酸;肾阴亏损,相火妄动,精关不固,则遗精;肾阴亏虚,髓海不充,脑失濡养,则眩晕,耳鸣;虚火上炎,故口干、咽痛、颧红;舌红少津、脉沉细数,均为肾阴亏虚之征。

(四)阳虚

症见面色苍白或晦暗,畏寒肢冷,出冷汗,神疲乏力,气息微弱,或水肿,下肢较甚,舌质胖嫩,边有齿印,苔淡白而润,脉沉迟或虚大。阳虚常由气虚进一步发展而成,阳虚则寒,其症比气虚更重,并出现里寒的征象。阳虚之中,以心、脾、肾的阳虚为多见。由于肾阳为人身之元阳,所以心、脾阳虚日久,必累及于肾,而出现心肾阳虚或脾肾阳虚的病变。

1.心阳虚

症状:心悸,自汗,神倦嗜卧,形寒肢冷,心胸憋闷疼痛,面色苍白,舌淡或紫黯,脉细弱或沉迟。

分析:心阳不足,心气亏虚,故心悸、自汗、神倦嗜卧;阳虚不能温养四肢百骸,故形寒肢冷;阳虚气弱,不能推动血液运行,心脉瘀阻,气机滞塞,故心胸憋闷疼痛,舌质紫黯;面色苍白,舌淡,脉沉迟,均属心阳亏虚,运血无力之征。

2.脾阳虚

症状:面色萎黄,形寒,食少,神倦乏力,少气懒言,大便溏泄,肠鸣腹痛,每因遇寒或饮食不慎而加剧,舌质淡,苔白,脉弱。

分析:脾阳亏虚,不能运化水谷,充养四肢百骸,故形寒,食少,神倦乏力,少气懒言;气虚中寒,清阳不升,寒凝气滞则腹痛肠鸣,大便溏泄;感受寒邪或饮食不慎,以致中阳更虚,更易加重病情;面色萎黄,舌淡,苔白,脉弱均为中阳虚衰之征。

3.肾阳虚

症状:腰背酸痛,遗精,阳痿,多尿或尿失禁,面色苍白,形寒肢冷,下利清谷或五更泄泻,舌质淡胖,有齿痕,苔白,脉沉迟。

分析:肾阳不足,失于温煦,故腰背酸痛,形寒肢冷;阳气衰微,精关不固,故遗精,阳痿;肾气不固,则小便失禁;气化不及,则尿多;命门火衰,火不生土,不能蒸化腐熟水谷,故下利清谷或五更泄泻;面色苍白,舌淡胖有齿痕,脉沉迟,均为阳气亏虚,阴寒内盛之象。

五、治疗

对于虚劳的治疗,根据"虚则补之""损者益之"的理论,当以补益为原则。在进行补益的时候,一是必须根据病理属性的不同,分别采取益气、养血、滋阴、温阳的治疗方药;二是要密切结合五脏病位的不同而选用方药,以加强治疗的针对性。此外,由于脾为后天之本,是水谷、气血生化之源;肾为先天之本,寓元阴元阳,是生命的本源,所以补益脾肾在虚劳的治疗中具有比较重要的意义。

(一)气虚

1.中药治疗

(1)肺气虚。治法:补益肺气。处方:补肺汤。方中人参、黄芪益气补肺固表;因肺气根于肾,故以熟地、五味子益肾固元敛肺;桑白皮、紫菀清肃肺气。若自汗较多者,加牡蛎、麻黄根固表止汗;若气阴两虚,而兼见潮热盗汗者,加鳖甲、地骨皮、秦艽等养阴清热;肺气虚损,卫阳不固,易感外邪,症见发热恶寒,身重,头目眩冒,治宜扶正祛邪,可仿《金匮要略》薯蓣丸意,佐防风、豆卷、桂枝、生姜、杏仁、桔梗之品,以疏风散表。

(2)心气虚。治法:益气养心。处方:七福饮。方中人参、白术、炙甘草益气养心;熟地、当归滋阴补血;酸枣仁、远志养心安神。若自汗多者,加黄芪、五味子益气敛汗;不思饮食,加砂仁、茯苓开胃健脾。

(3)脾气虚。治法:健脾益气。处方:加味四君子汤。方中以人参、黄芪、白术、甘草益气健脾;茯苓、扁豆健脾除湿。若兼胃脘胀满,嗳气呕吐者,加陈皮、半夏理气和胃降逆;腹胀脘闷,嗳气,苔腻者,证属食积停滞,酌加神曲、麦芽、山楂、鸡内金消食健胃;若气虚及阳,脾阳渐虚而兼见腹痛泄泻,手足欠温者,加肉桂、炮姜温中散寒止痛;若脾气虚损而主要表现为中气下陷,症见脘腹坠胀,气短,脱肛者,可改用补中益气汤以补益中气,升阳举陷。

(4)肾气虚。治法:益气补肾。处方:大补元煎。方中用人参、山药、炙甘草益气强肾固本;杜仲、山茱萸温补肾气;熟地、枸杞、当归补精养血。若神疲乏力较甚者,加黄芪补气;尿频较甚及小便失禁者,加菟丝子、五味子、益智仁补肾摄精;脾失健运而兼见大便溏薄者,去熟地、当归,加肉豆蔻、补骨脂以温补脾肾,涩肠止泄。在气、血、阴、阳的亏虚中,气虚是临床最常见的一类,尤以肺、脾气虚为多见,而心、肾气虚亦不少。肝病而出现神疲乏力,纳少便溏,舌质淡,脉弱等气虚症状时,多在治肝的基础上结合脾气亏虚论治。

2.针灸治疗

(1)基本处方。膻中、中脘、气海。膻中补上焦肺气;中脘补中焦水谷之气;气海补下焦元气。

(2)加减运用。①肺气虚证:加肺俞、膏肓俞以培补肺气。诸穴针用补法,或加灸法。②心气虚证:加心俞、内关以培补心气。诸穴针用补法,或加灸法。③脾气虚证:加百会、足三里以升阳举陷。诸穴针用补法,或加灸法。④肾气虚证:加肾俞关元以补肾纳气。诸穴针用补法,或加灸法。

(二)血虚

1.中药治疗

(1)心血虚。治法:养血宁心。处方:养心汤。方中人参、黄芪、茯苓、甘草益气养血;当归、川芎、五味子、柏子仁、酸枣仁、远志养血宁心安神;肉桂、半夏曲温中健脾,以助气血之生化。若失眠、多梦,加夜交藤、合欢花养心安神。脾血虚常与心血虚同时并见,临床常称心脾血虚。除养心汤外,还可选用归脾汤。归脾汤为补脾与养心并进,益气与养血相融之剂,具有补益心脾、益气摄血的功能,是治疗心脾血虚的常用方剂。

(2)肝血虚。治法:补血养肝。处方:四物汤。方中熟地、当归补血养肝;芍药、川芎调和营血。血虚甚者,加制首乌、枸杞子、鸡血藤以增强补血养肝的作用;胁痛,加丝瓜络、郁金、香附理气通络止痛;肝血不足,目失所养所致视物模糊,加枸杞子、决明子养肝明目。若肝郁血瘀,新血不生,羸瘦,腹满,腹部触有痞块,质硬而痛,拒按,肌肤甲错,状如鱼鳞,妇女经闭,两目黯黑,舌有青紫瘀点、瘀斑,脉细涩者,可同服大黄䗪虫丸祛瘀生新。

2.针灸治疗

(1)基本处方:膈俞、肝俞、足三里、三阴交。血会膈俞,辅以肝俞,养血补血;足三里、三阴交健脾养胃,补气养血。

(2)加减运用:①心血虚证:加心俞、内关、神门以养血安神。诸穴针用补法。②肝血虚证:加期门、太冲、阳陵泉以补血养肝、柔筋缓急。诸穴针用补法。

(三)阴虚

1.中药治疗

(1)肺阴虚。治法:养阴润肺。处方:沙参麦冬汤。方中用沙参、麦冬、玉竹滋补肺阴;天花粉、桑叶、甘草清热润燥生津。咳甚者,加百部、款冬花肃肺止咳;咳血,酌加白及、仙鹤草、鲜茅根凉血止血;潮热,加地骨皮、银柴胡、秦艽、鳖甲养阴清热;盗汗,加五味子、乌梅、瘪桃干敛阴止汗。

(2)心阴虚。治法:滋阴养心。处方:天王补心丹。方中以生地黄、玄参、麦冬、天冬养阴清热;人参、茯苓、五味子、当归益气养血;丹参、柏子仁、酸枣仁、远志养心安神;桔梗载药上行。本方重在滋阴养心,适用于阴虚较甚而火热不亢者。若火热旺盛而见烦躁不安,口舌生疮者,去当归、远志之辛温,加黄连、木通、淡竹叶清泻心火,导热下行;若见潮热,加地骨皮、银柴胡清虚热;盗汗,加牡蛎、浮小麦固表敛汗。

(3)胃阴虚。治法:养阴和胃。处方:益胃汤。方中以沙参、麦冬、生地黄、玉竹滋阴养液;配伍冰糖养胃和中。若口唇干燥,津亏较甚者,加石斛、花粉养阴生津;不思饮食者,加麦芽、扁豆、山药益胃健脾;呃逆,加刀豆、柿蒂、竹茹和胃降逆止呃;大便干结者,用蜂蜜润肠通便。

(4)肝阴虚。治法:滋养肝阴。处方:补肝汤。方中以四物汤养血柔肝;木瓜、甘草、酸枣仁酸甘化阴。若头痛、眩晕、耳鸣较甚,或筋惕肉瞤,为肝风内动之征,加石决明、菊花、钩藤、刺蒺藜镇肝息风潜阳;目干涩畏光,或视物不明者,加枸杞子、女贞子、草决明养肝明目;若肝火亢盛而见急躁易怒,尿赤便秘,舌红脉数者,加夏枯草、龙胆草、山栀清肝泻火。若肝阴虚证而表现为以胁痛为主要症状者,可改用一贯煎。

(5)肾阴虚。治法:滋补肾阴。处方:左归丸。方中以熟地、龟甲胶、枸杞、山药、牛膝滋阴补肾;山茱萸、菟丝子、鹿角胶补肾填精。若精关不固,腰酸遗精,加牡蛎、金樱子、芡实、莲须固肾涩精;虚火较甚,而见潮热,口干,咽痛,舌红,脉细数者,去鹿角胶、山茱萸,加知母、黄柏、地骨皮滋阴泻火。

2.针灸治疗

(1)基本处方:肾俞、足三里、三阴交。肾俞、足三里补先后天而益阴;三阴交为精血之穴,益肝脾肾之阴。

(2)加减运用:①肺阴虚证,加肺俞、膏肓、太渊以养阴润肺。诸穴针用补法。②心阴虚证,加心俞、神门以滋阴养心。诸穴针用补法。③胃阴虚证,加胃俞、中脘以养阴和胃。诸穴针用补法。④肝阴虚证,加肝俞、期门、太冲以滋养肝阴。诸穴针用补法。⑤肾阴虚证,加志室、太溪以滋补肾阴。诸穴针用补法。

(四)阳虚

1.中药治疗

(1)心阳虚。治法:益气温阳。处方:保元汤。方中以人参、黄芪益气扶正;肉桂、甘草、生姜温通心阳。若血脉瘀阻,而见心胸疼痛者,酌加郁金、丹参、川芎、三七活血定痛;阳虚较甚,而见形寒肢冷,脉迟者,酌加附子、巴戟天、仙茅、淫羊藿、鹿茸温补阳气。

(2)脾阳虚。治法:温中健脾。处方:附子理中汤。方中以党参、白术、甘草益气健脾,燥湿和中;附子、干姜温中祛寒。若腹中冷痛较甚,为寒凝气滞,可加高良姜、香附或丁香、吴茱萸温中散寒,理气止痛;食后腹胀及呕逆者,为胃寒气逆,加砂仁、半夏、陈皮温中和胃,降逆止呃;腹泻较甚,为阳虚寒甚,加肉豆蔻、补骨脂、薏苡仁温补脾肾,涩肠止泻。

(3)肾阳虚。治法:温补肾阳。处方:右归丸。方中以附子、肉桂温肾补阳;杜仲、山茱萸、菟丝子、鹿角胶补益肾气;熟地、山药、枸杞、当归补益精血,滋阴以助阳。若精关不固而见遗精,加金樱子、桑螵蛸、莲须,或金锁固精丸以收涩固精;若脾虚而见下利清谷,则去熟地、当归等滋腻滑润之品,加党参、白术、薏苡仁补气健脾,渗湿止泻;若命门火衰而见五更泄泻,宜合四神丸(《证治准绳》)温补脾肾,固肠止泻;若阳虚水泛而见水肿、尿少者,加茯苓、泽泻、车前子、白术利水消肿;若肾阳虚衰,肾不纳气而见喘促短气,动则尤甚,加补骨脂、五味子、蛤蚧补肾纳气。

2.针灸治疗

(1)基本处方。关元、命门、肾俞。关元、命门温肾固本,培养下元;肾为水火之宅,肾俞温阳化气。

(2)加减运用。①心阳虚证:加心俞、内关、少海、膻中以益气温阳。诸穴针用补法,或加灸法。②脾阳虚证:加脾俞、胃俞、中脘以温中健脾。诸穴针用补法,或加灸法。③肾阳虚证:加志室、神阙以温补肾阳。诸穴针用补法,或加灸法。

第三节　血　证

血证是因热伤血络、气不摄血或瘀血阻络等致血液不循经脉运行,溢于脉外,以口鼻诸窍、前后二阴出血,或肌肤紫斑为主要临床特征的一类病证。血证根据出血部位的不同而有相应的名称:血从齿龈、舌、鼻、眼、耳、肌肤而出者分别称齿衄、舌衄、鼻衄、眼衄、耳衄、肌衄(或紫斑、葡萄疫),统称为衄血;血从肺或气管而来,随咳嗽从口而出者为咳血;血从胃或食管而来,从口中吐出者为吐血或呕血;血从肛门而下者为便血或圊血、清血;血从尿道出者为尿血或溲血、溺血;如口、鼻、眼、耳、皮肤出血和咳血、呕血、便血、尿血并现者为大衄。

早在《黄帝内经》即对血溢、血泄、衄血、咳血、呕血、溺血、溲血、便血等出血病证有了记载,对引起出血的原因及部分出血病证的预后有所论述,如《灵枢·百病始生》曰:"卒然多食饮,则肠满,起居不节,用力过度则络脉伤。阳络伤则血外溢,血外溢则衄血,阴络伤则血内溢,血内溢则后血"。《素问·大奇论篇》曰:"脉至而搏,血衄身热者死"。《金匮要略·惊悸吐衄下血胸满瘀血病证治》记载了泻心汤、柏叶汤、黄土汤等治疗吐血、便血的方剂,至今仍在沿用。隋代《诸病源候论·血病诸候》对各种血证的病因病机有较详细的论述,《千金方》则收载了一些较好的治疗血证的方剂,如犀角地黄汤至今仍被广泛应用。宋代《济生方》认为血证的病因有"大虚损,或饮酒过度,或强食过饱,或饮啖辛热,或忧思恚怒"等,病机上强调"血之妄行也,未有不因热之所发"。《素问玄机原病式》也认为失血主要由热盛所致。金元时期朱丹溪在《平治荟萃·血虚阴难成易亏论》中强调阴虚火旺是导致出血的重要原因。明代《医学正传·血证》率先将各种出血归纳为"血证"。《先醒斋医学广笔记·吐血》则提出了治吐血三要法,即"宜行血不宜止血""宜补肝不宜伐肝""宜降气不宜降火",一直为后代医家所推崇。《景岳全书·血证》对血证进行了较系统的归纳,提纲挈领地将出血的病机概括为"火盛"及"气伤"两个方面,对临证辨别血证的病因、病机有一定的指导意义。清代唐容川《血证论·吐血》在论及血证的治疗时则提出"惟以止血为第一要法;血止之后,其离经而未吐出者,是为瘀血……故以消瘀为第二法;止吐消瘀之后,又恐血再潮动,则需用药安之,故以宁血为第三法……去血既多,阴无有不虚者矣……故又以补虚为收功之法。四者乃通治血证之大纲"。止血、祛瘀、宁血、补虚四法,目前仍对血证的论治具有指导意义。

西医学中呼吸系统疾病如支气管扩张症、肺结核等引起的咳血;消化系统疾病如胃及十二指肠溃疡、肝硬化门脉高压、溃疡性结肠炎等病引起的吐血、便血;泌尿系统疾病如肾小球肾炎、肾结核、肾肿瘤引起的尿血;血液系统疾病如原发性血小板减少性紫癜、过敏性紫癜、白血病及其他出血性疾病引起的皮肤、黏膜和内脏的出血等均可按血证进行辨证论治。

一、病因、病机

外感六淫、酒食不节、情志过极、劳倦过度以及热病或久病之后等均可引起血液不循经脉运行,溢于脉外而导致血证的发生。

(一)外感六淫

外感风热燥邪,热伤肺络,迫血上溢而致咳血、鼻衄;湿热之邪,侵及肠道,络伤血溢,从下而泻可致便血;热邪留滞下焦,损伤尿道,络脉受损,导致尿血。正如《临证指南医案·吐血》中指出:"若夫外因起见,阳邪为多,盖犯是证者,阴分先虚,易受天之风热燥火也"。

(二)酒食不节

饮酒过多或过食辛辣,一则湿热蕴积,损伤胃肠,熏灼血络,化火动血,则衄血、吐血、便血。所以《临证指南医案·吐血》曰:"酒热戕胃之类,皆能助火动血";二则酒食不节,损伤脾胃,脾虚失摄,统血无权,血溢脉外。

(三)情志过极

七情所伤,五志化火,火热内燔,迫血妄行而致出血。如肝气郁滞,日久化火,木火刑金,损伤肺窍及肺之络脉可致鼻衄和咳血。郁怒伤肝,肝火偏亢,横逆犯胃,胃络受伤,以致吐血。

(四)劳倦过度

心主神明,神劳伤心;脾主肌肉,身劳伤脾;肾主藏精,房劳伤肾。劳倦过度,可致心、脾、肾之气阴损伤。气虚失摄,或阴虚火旺,迫血妄行均可致血溢脉外而致衄血、吐血、便血、尿血、紫斑。

(五)久病热病

久病或热病之后,一则可使阴津耗伤,阴虚火旺,火迫血行而至出血;二则由于正气损伤,气虚失摄,血溢脉外而致出血;三则久病入络,瘀血阻滞,血不循经,因而出血。

出血的病因虽然复杂,但其病机变化可以归纳为热伤血络、气不摄血、瘀血阻络 3 个方面。如《景岳全书·血证》就强调了火热与气虚在本证发病的重要性:"血本阴精,不宜动也,而动则为病;血主营气,不宜损也,而损则为病。盖动者多由于火,火盛则逼血妄行;损者多由于气,气伤则血无以存"。火热之邪又有虚实之分,由外感风热燥邪、湿热蕴积和肝郁化火等而成者属实火;而阴虚导致的火旺则为虚火。气虚又有单纯气虚和气虚及阳而阳气虚衰的不同。瘀血阻络多因久病而致,可因正气虚弱或邪气深入致瘀。在证候上,由火热亢盛、瘀血阻络所致者属实证,而由阴虚火旺及气虚不摄所致者属虚证。在病机变化上,常发生实证向虚证转化。如火热偏亢致出血者,反复发作,阴分必伤,虚火内生;出血既多,气亦不足,气虚阳衰,更难摄血,甚至有气随血脱,亡阳虚脱之虞。因此,在一定情况下,属实的火热之邪引起反复不止的出血,可以导致阴虚和气虚的病机变化;而阴虚和气虚又是导致出血日久不愈和反复发作的病因。如此循环不已,则是造成某些血证缠绵难愈的原因。

二、诊断

(1)鼻衄:凡血从鼻腔溢出而不因外伤、倒经所致者,均可诊断为鼻衄。

(2)齿衄:血自牙龈、齿缝间溢出,并可排除外伤所致者,即可诊断为齿衄。

(3)咳血:血由肺或气管而来,经咳嗽而出,或纯红鲜血,间夹泡沫,或痰中带血丝,或痰血相兼,痰中带血。多有慢性咳嗽、喘证或肺痨等肺系疾患病史。

(4)吐血:血从胃或食管而来,随呕吐而出,常夹有食物残渣等胃内容物,血多呈紫红、紫暗色,也可呈鲜红色,大便常色黑如漆或呈暗红色。吐血前多有恶心、胃脘不适、头晕等先兆症状。多有胃痛、嗳气、吞酸、胁痛、黄疸、症积等宿疾。

(5)便血:大便下血可发生在便前或便后,色鲜红、暗红或紫暗,甚至色黑如柏油。多有胃痛、胁痛、积聚、泄泻,痢疾等宿疾。

(6)尿血:小便中混有血液或夹血丝、血块,但尿道不痛。

(7)紫斑:四肢及躯干部出现瘀点或青紫瘀斑,甚至融合成片,压之不褪色,常反复发作。

三、相关检查

胸部 X 线、CT、支气管镜或造影检查,血沉、痰细菌培养、痰抗酸杆菌检查和脱落细胞检查等均有助于咳血的诊断。呕吐物、大便潜血试验、上消化道钡餐造影、纤维胃镜和 B 超检查等有助于吐血、便血的诊断。尿常规、尿隐血、膀胱镜等检查有助于尿血的诊断。血液分析、血小板计数、出凝血时间、血块退缩时间、凝血酶原时间、束臂试验、骨髓细胞学检查等有助于血液病所致血证的诊断。

四、鉴别诊断

(一)鼻衄

1.外伤鼻衄

有明确的外伤史,如碰撞或挖鼻等原因而导致鼻衄者,其血多来自外伤一侧的鼻孔,经治疗后一般不再复发,也无全身症状。

2.经行衄血

其发生与月经周期密切相关,一般在经前或经期内出现,也称逆经或倒经。

(二)齿衄

舌衄:出血来自舌面、舌边、舌根或舌系带处,有时在舌面上可见针尖样出血点。

(三)咳血

1.吐血

咳血与吐血均为血液经口而出的病证,但两者区别明显。

(1)病位不同:咳血的病位在肺与气管,而吐血的病位在胃与食管。

(2)血色不同:咳血之血色鲜红,常伴有泡沫痰液;吐血血色紫暗,常混有食物残渣。

(3)伴随症状不同:咳血之前多伴有喉痒、胸闷之兆,血常随咳嗽而出,一般大便不黑;而呕血常伴胃脘不适、恶心等症状,血随呕吐而出,大便常呈黑色。

(4)旧疾不同:咳血的患者常有咳嗽、肺痨、喘证或心悸等旧疾;而呕血则往往有胃痛、胁痛、黄疸、鼓胀等旧病。

2.肺痈

肺痈初期常可见风热袭于卫表之症状,当病情进展到成痈期和溃脓期时则常有壮热、烦渴、咳嗽、胸痛、咳吐腥臭浊痰,甚至脓血相兼,舌质红、苔黄腻、脉洪数或滑数等症状,而咳血是以痰血相兼,唾液与血液同出的病证,与肺痈截然不同。

(四)吐血

1.咳血

见咳血的鉴别诊断。

2.口腔、鼻咽部出血

口腔及鼻咽部出血常为鲜红色或随唾液吐出,血量较少,不夹杂食物残渣。此类出血多因相应的口腔、鼻咽部疾病引起。

(五)便血

1.痔疮

出血在便中或便后,色鲜红,常伴肛门疼痛或异物感。肛门或直肠检查可发现内痔或外痔。

2.痢疾

下血为脓血相兼,常伴腹痛、里急后重和肛门灼热感等症状。病初常有发热恶寒等外感表现。

3.便血的自我鉴别

(1)近血:为先血后便的病证,病位在肛门及大肠。

(2)远血:为先便后血的病证,病位在胃及小肠。

(3)肠风:为风热客于肠胃引起,症见便血,血清而鲜者,病属实热。

(4)脏毒:为湿热留滞肠中,伤于血分引起,症见便血,血浊而暗者,病属湿热偏盛。

(六)尿血

1.血淋

尿血与血淋均为血随尿出,血淋伴尿道疼痛,而尿血不伴尿道疼痛。

2.石淋

石淋者可先有小便排出不畅,小便时断,腰腹绞痛,痛后排出砂石并出现血尿;尿血不伴腰腹绞痛、小便艰涩,亦无砂石排出。

(七)紫斑

1.出疹

紫斑与出疹均为出现在肌肤的病变,而紫斑中有点状出血者须与出疹相鉴别。一般说来,紫斑隐于皮内,压之不褪色,触之不碍手;而出疹点则高于皮肤,压之褪色,触之碍手。

2.温病发斑

紫斑与温病发斑在肌肤上的改变很难区别。但临证上温病发斑发病急骤,常伴高热烦躁、头痛如劈、昏狂谵语,有时抽搐,同时可有鼻衄、齿衄、便血、尿血、舌质红绛等,其传变迅速、病情险恶;而紫斑常有反复发作的慢性病史,但一般无舌质红绛,也无温病传变迅速的特点。

五、辨证论治

(一)辨证要点

1.辨病位

同为一种血证,可由不同病变脏腑引起,其病位是不同的。如咳血有在肺、在肝的不同;鼻衄有在肺、在胃和在肝的不同;齿衄则有在胃、在肾的不同;尿血则有在肾、在脾和在膀胱的不同。应仔细辨识其病位,以正确施治。

2.辨虚实

血证中的实证,多由火热亢盛,迫血妄行所致,也可由瘀血阻络而成。火热之证,有实火与虚火之不同,其实火为火热亢盛,虚火一般由阴虚导致,而后者属虚中夹实证。血证中的虚证,一般由气虚失摄,血不归经所致。此外,初病多实,久病多虚,而久病入络者,又为虚中夹实。辨证候的虚实,有利于指导临证施治。

3.辨出血量

血为气之母,如出血过多,可致气随血脱,甚至亡阳虚脱,病至危殆。因而,辨别出血量的多少对判断预后、制订治疗方案具有重要意义。临证当根据头晕、乏力、面色唇甲苍白、心慌、出汗等症的程度,结合舌、脉,综合判断出血程度,分清标本缓急。

(二)治疗原则

血证虽因出血部位不同而有不同的称谓,但其病机基础不外火热伤络、气不摄血、瘀血阻络三端,因而,其治疗也不外在火、气、血三方面。恰如《景岳全书·血证》所说:"凡治血证,须知其要。而血动之由,惟火惟气耳。故察火者但察其有火无火,察气者但察其气虚气实,知此四者而得其所以,则治血之法无余义矣"。故临证治疗血证多以治火、治气和治血为基本原则。

1.治火

火热亢盛,迫血妄行,血不归经,溢于脉外是引起血证最常见的病因病机。由于火热之邪可分为实火与虚火的不同,故实火当清热泻火,虚火当滋阴降火。

2.治气

一则气为血帅,气能统血,气行血行,气脱血脱;二则气有余便生火,火热偏亢则扰动血脉,血不归经。故对实证当清气降气,虚证当补气益气。当出血严重,气随血脱而有亡阳虚脱之虞者,当以益气固脱,回阳救逆为急。

3.治血

血证既为出血之证，因此一定要根据出血的病因病机和证候的差异而施以不同的止血方法。如实火亢盛，扰动血脉者当凉血止血；气虚失摄，出血不止者当收敛止血；瘀血阻络，血难归经者当活血止血。出血之后，血虚明显者又当适当补血生血。

除上述治疗血证的三项原则以外，还应根据出血的不同阶段，使用不同的治疗方法及药物。如血证初期，出血较多较急，应急塞其流，以治其标，即采取"止血"的治疗方法；血止之后，应祛除病因，以澄其源，即采用"宁血"的治疗方法；善后应补养气血，以扶其正，即采用"补虚"的治疗方法。因此止血、宁血和补虚三个治疗方法，常应用在血证不同阶段的治疗中。血证的初期，应积极采用塞流止血的方法，立即服用三七粉、十灰散或花蕊石散、血余炭、蒲黄炭等以求迅速止血。如证属火热偏盛者，临床多使用犀角地黄汤（方中犀角以水牛角代替）清热解毒、凉血止血，临床还可根据病情，适当选用白茅根、栀子、丹皮、白及、侧柏叶、茜草根、仙鹤草、地榆、大、小蓟等清热凉血之品；如阳气虚损，气失统摄者，应立即服用三七粉、艾叶炭以温经止血。如出血过多，症见面色苍白，四肢厥冷，汗出不止，心悸不宁，甚至神识不清，脉微细欲绝者为气随血脱之危候，急以益气固脱的独参汤煎服，或使用参附汤以回阳救逆。

（三）分证诊治

1.鼻衄

鼻衄以火热偏盛，迫血妄行为多。其中以肺热、肝火、胃火最为常见；有时也与正气不足，气不摄血有关。

（1）热邪犯肺。①主症：鼻燥流血，血色鲜红。②兼次症：身热不适，口干咽燥，咳嗽痰黄，或恶风发热。③舌脉：舌质红，苔黄燥或薄黄；脉数或浮数。④分析：鼻为肺窍，热邪犯肺，迫血妄行，上循其窍，故鼻燥流血；火为阳邪，故其血色鲜红；热耗肺津，不能上承，故口干咽燥；发热为热邪犯肺所致；热邪亢盛，灼津为痰，肃降失司故咳嗽痰黄。舌质红，苔黄燥，脉数为热邪偏盛之象。如热邪尚在卫表，则可见恶风发热，苔薄黄，脉浮数。⑤治法：清肺泻热，凉血止血。⑥方药：桑菊饮。方中桑叶、菊花、薄荷、连翘辛凉透表，宣散风热；杏仁、桔梗、甘草降肺气，利咽止咳；芦根清热生津。可酌加栀子炭、白茅根、丹皮、侧柏叶加强凉血止血之力。肺热盛而无表证者可去薄荷、桔梗，加黄芩、桑白皮以清泻肺热；咽喉痛者加玄参、马勃以清咽利喉；咽干口燥者加麦冬、玉竹、沙参、天花粉以养阴生津；咳甚者加象贝母、枇杷叶以润肺止咳。

（2）肝火上炎。①主症：鼻衄，血色鲜红，目赤，烦躁易怒。②兼次症：头痛眩晕，口苦耳鸣，或胸胁胀痛，或寐少多梦，或便秘。③舌脉：舌质红，苔黄而干；脉弦数。④分析：肝郁化火，木火刑金，肝火循肺经上出其窍而为鼻衄；肝开窍于目，肝火偏盛故两目红赤；肝在志为怒，肝火盛则烦躁易怒；肝火上炎则头痛、口苦、耳鸣，清窍为肝火所扰故眩晕；肝经过胸胁，肝经火盛而胸胁胀痛；肝火扰心则寐少多梦；肝热移胃，腑气不通则便秘。舌质红，苔黄而干，脉弦数皆为肝火偏亢之征象。⑤治法：清肝泻火，凉血止血。⑥方药：龙胆泻肝汤。方中龙胆草、柴胡、栀子、黄芩清肝泻火；木通、泽泻、车前子清利湿热；生地黄、当归、甘草滋阴养血。可酌加侧柏叶、藕节、白茅根以凉血止血；寐少梦多者可加磁石、龙齿、珍珠母、远志等清肝安神；便秘者可加大黄通腑泄热；阴液亏耗者可加麦冬、玄参、旱莲草以养阴清热。

（3）胃热炽盛。①主症：鼻血鲜红，胃痛口臭。②兼次症：鼻燥口渴，烦躁便秘，或兼齿衄。③舌脉：舌质红，苔黄；脉数。④分析：胃热亢盛，上炎犯肺，迫血外溢，上出肺窍则鼻衄且血色鲜红；阳明经上交鼻（頞），胃火上熏则鼻燥口臭；胃热伤阴则口渴引饮；热居胃中，气机不利则胃脘疼痛；热扰心神则烦躁不安；胃热腑气不通，且热伤津液，肠道失润则便秘。舌质红，苔黄，脉数皆为胃中有热之象。⑤治法：清胃养阴，凉血止血。⑥方药：玉女煎。方中石膏清泻胃热，麦冬养阴清热，生地黄凉血止血，川牛膝引血下行。可酌加山栀子、丹皮、侧柏叶、藕节、白茅根等加强清热凉血止血之力；大便秘者加大黄、瓜蒌通腑泄热；阴津被伤而见口渴，舌质红，少苔者，加沙参、天花粉、石斛等益胃生津。

（4）气血亏虚。①主症：鼻衄，血色淡红。②兼次症：心悸气短，神疲乏力，面白头晕，夜难成寐，或兼肌衄、齿衄。③舌脉：舌质淡，苔白；脉细或弱。④分析：气为血帅，气虚失摄，血溢脉外故见鼻衄、齿衄血色淡红，也可见肌衄；气血不足，心神失养故见心悸、夜难成寐；正气亏虚则神疲乏力、气短；气血虚弱，不能上荣头面而面白头晕。舌质淡，苔白，脉细或弱均为气血不足之征。⑤治法：益气摄血。⑥方药：归脾汤。方中以人参、白术、甘草健脾益气；黄芪、当归益气生血；茯神、酸枣仁、远志、龙眼肉补气养血，安神定志；木香理气醒脾，使本方补而不滞。可酌加仙鹤草、茜草、阿胶以增强止血之效。

以上各种鼻衄之证，除内服汤剂以外，尚可在鼻衄发生时，采用局部外用药物治疗，以期尽快止血。可选用云南白药或三七粉局部给药以止血或用湿棉条蘸塞鼻散（百草霜 15 g、龙骨 15 g、枯矾 60 g 共研极细末）塞鼻治疗。

2.齿衄

手足阳明经分别入于上下齿龈,而肾主骨,齿为骨余,即所谓"齿为肾之余,龈为胃之络",所以牙龈出血一般与胃、肾二经有关。

(1)胃火内炽。①主症:齿衄血色鲜红,齿龈红肿疼痛。②兼次症:口渴欲饮,口臭便秘,头痛不适,或齿龈红肿溃烂,或唇舌颊腮肿痛。③舌脉:舌质红,苔黄或黄燥;脉洪数或滑数。④分析:上下齿龈分属手阳明大肠经与足阳明胃经。胃肠火盛,循经上扰,以致齿衄出血鲜红,齿龈红肿疼痛;胃火上熏,故口臭头痛,甚则齿龈红肿溃烂,或唇舌颊腮肿痛;火热伤津,故口渴欲饮;热结阳明则便秘。舌质红,苔黄,脉洪数为阳明之表现。⑤治法:清胃泻火,凉血止血。⑥方药:加味清胃散。方中以生地黄、丹皮、犀角(水牛角代)清热凉血;黄连、连翘清胃泻火;当归、甘草养血和中。临证可酌加黄芩、黄柏、栀子、石膏等增强清热泻火之力,加藕节、白茅根、侧柏叶等增强凉血止血之力;烦渴加知母、天花粉、石斛以清热养阴除烦;便秘可加大黄、芒硝以通腑泄热。

(2)阴虚火旺。①主症:齿衄血色淡红,齿摇龈浮微痛。②兼次症:常因烦劳而发,头晕目眩,腰膝酸软,耳鸣,或遗精,或盗汗,或潮热,或手足心热。③舌脉:舌质红,苔少;脉细数。④分析:肾主骨,齿为骨余,肾虚则龈浮齿摇而不坚固;阴虚火旺,虚火上炎,血随火动,故血从齿缝渗出,血色淡红;烦劳则更伤肾阴,而易诱发齿龈出血;肾阴不足,水不涵木,相火扰动,清窍不利则头晕目眩;腰为肾之外府,耳为肾窍,肾阴不足,故腰膝酸软,耳鸣;肾阴虚相火妄动则遗精;阴虚生内热,则潮热,手足心热,盗汗。舌质红,苔少,脉细数为阴虚火旺之征。⑤治法:滋阴降火,凉血止血。⑥方药:知柏地黄丸合茜根散。知柏地黄丸中的六味地黄丸重在滋补肾阴,知母、黄柏重在降下虚火。茜根散中的生地黄、阿胶珠滋阴止血;茜草根、柏叶凉血止血;黄芩清热;甘草和中。两方合用,共奏滋阴补肾,降火止血之效。临证可酌加旱莲草、侧柏叶等加强滋阴凉血止血之力;如阴虚潮热,手足心热者可加银柴胡、胡黄连、地骨皮等清虚热;盗汗明显,或酌加五味子、浮小麦等敛汗。

3.咳血

咳血由肺络受损所致,燥热、阴虚、肝火是导致肺络损伤,引起咳血的主要原因。

(1)燥热犯肺。①主症:咳痰不爽,痰中带血。②兼次症:发热喉痒,鼻燥口干,或干咳痰少;或身热恶风,头痛,咽痛。③舌脉:舌质红,少津,苔薄黄;脉数或浮数。④分析:肺为娇脏,喜润恶燥,燥邪犯肺,肺失清肃,则发热喉痒,咳嗽;肺络受伤故咳血;燥伤津液故咳痰不爽或干咳痰少,口干鼻燥。舌质红,少津,苔薄黄,脉数为燥热伤肺之征。如感受风热而肺卫失宣,则见身热恶风,头痛,咽痛,脉浮数。⑤治法:清热润肺,宁络止血。⑥方药:桑杏汤。方中桑叶轻宣润燥;杏仁、象贝母宣肺润肺止咳;栀子、淡豆豉清宣肺热;沙参、梨皮养阴润肺。临证酌加藕节、仙鹤草、白茅根等凉血止血。出血量多而不止者,可再加用云南白药或三七粉吞服。若兼见发热、头痛、咳嗽、喉痒、咽痛等外感风热者,可加金银花、连翘、牛蒡子以辛凉解表,清热利咽;燥伤津液较甚,症见口干鼻燥,咳痰不爽,舌质红,少津,苔干者,可加麦冬、天冬、石斛、玉竹等生津润燥。若痰热壅盛,热迫血行,症见咳血,咳嗽发热,面红,咳痰黄稠,舌质红,苔黄腻,脉滑数者,可用清金化痰汤加大小蓟、侧柏炭、茜草根等以清肺化痰,凉血止血;热甚咳血较重者,可重用黄芩、知母、栀子、海蛤壳、枇杷叶等清热宁络。

(2)肝火犯肺。①主症:咳嗽阵作,痰中带血,胸胁牵痛。②兼次症:烦躁易怒,目赤口苦,便秘溲赤,或眠少多梦。③舌脉:舌质红,苔薄黄;脉弦数。④分析:肝火亢盛,木火刑金,肺失清肃,肺络受伤,故咳嗽阵作且痰中带血;肝经布胸胁,肝火犯肺,故胸胁牵引作痛;肝在志为怒,肝火旺则烦躁易怒;肝火盛则目赤口苦,便秘溲赤;肝火扰心则眠少多梦。舌质红,苔薄黄,脉数等肝火偏亢之征。⑤治法:清肝泻肺,凉血止血。⑥方药:黛蛤散合泻白散。两方合用后,青黛清肝泻火;桑白皮、地骨皮清泻肺热;海蛤壳、甘草化痰止咳。临证可酌加大小蓟、白茅根、茜草根、侧柏叶以凉血止血;肝火较甚,烦躁易怒,目赤口苦者可加丹皮、栀子、黄芩、龙胆草等加强清泻肝火;若咳血较多,血色鲜红,可加用犀角地黄汤(方中犀角用水牛角代)冲服云南白药或三七粉以清热泻火,凉血止血;便秘者,可加大黄、芒硝通腑泄热。

(3)阴虚肺热。①主症:咳嗽少痰,痰中带血,经久不愈。②兼次症:血色鲜红,口干咽燥,两颧红赤,潮热盗汗。③舌脉:舌质红,苔少;脉细数。④分析:肺阴不足,肺失清润,阴虚火旺,损伤肺络则咳嗽少痰,痰中带血;肺阴亏虚,难以速愈,故反复咳血,经久不愈;肺阴不足津液亏少,故口干咽燥;阴虚火旺则潮热盗汗,两颧红赤。舌质红,苔少,脉细数均为阴虚火旺之征。⑤治法:滋阴润肺,降火止血。⑥方药:百合固金汤。方中百合、麦冬、生地黄、热地黄、玄参养阴清热凉血,润肺生津;当归、白芍柔润补血;贝母、甘草肃肺化痰止咳。方中桔梗性提升,不利治疗咳血,不宜用。可酌加白及、白茅根、侧柏叶、十灰散等凉血止血;反复咳血及咳血不止者,宜加阿胶、三七养血止血;潮热颧红者可加青蒿、银柴胡、胡黄连、地骨皮、鳖甲、白薇等清退虚热;盗汗宜加五味子、煅龙骨、煅牡蛎、浮小麦、稽豆衣、糯稻根等以收涩敛汗。

以上咳血诸证当注意保持气道通畅,防止血液或血块阻塞气道引起窒息。

4.吐血

《丹溪心法·吐血》曰:"呕吐血出于胃也"。胃自身病变及他脏病变影响胃,使胃络受伤而吐血。临证常见胃热壅盛、肝火犯胃、瘀阻胃络和气虚血溢等证。

(1)胃热壅盛。①主症:胃脘灼热作痛,吐血色红或紫暗,夹食物残渣。②兼次症:恶心呕吐,口臭口干,便秘,或大便色黑。③舌脉:舌质红,苔黄干;脉数。④分析:嗜食辛辣酒热之品,热积胃中,热伤胃络,胃失和降而逆于上,血随气逆,从口而出,故恶心呕吐,吐血色红或紫暗,夹食物残渣;热结中焦,和降失司,气机不利则胃脘灼热作痛;溢于胃络之血如未尽吐而下走大肠故大便色黑;胃热上熏则口臭;热伤大肠津液则便秘。舌质红,苔黄干,脉数皆为胃中积热之象。⑤治法:清胃泻热,凉血止血。⑥方药:泻心汤合十灰散。泻心汤中之大黄、黄芩、黄连苦寒泻胃中之火,故《血证论·吐血》曰:"方名泻心,实则泻胃"。十灰散中栀子泻火止血;大黄导热下行;大、小蓟、侧柏叶、荷叶、白茅根、丹皮凉血止血;配以棕榈炭收涩止血。两方中的大黄,为治胃中实热吐血之要药,泻火下行而活血化瘀,与凉血止血诸药相配,使止血而无留瘀之弊。若胃热伤阴,口干而渴,舌红而干,脉象细数者,可加玉竹、沙参、麦冬、天冬、石斛等滋养胃阴;胃气上逆,恶心呕吐者,可酌加旋覆花、代赭石、竹茹等和胃降逆。

(2)肝火犯胃。①主症:吐血色红或紫暗。②兼次症:脘胀胁痛,烦躁易怒,目赤口干,或寐少多梦,或恶心呕吐。③舌脉:舌质红,苔黄;脉弦数。④分析:肝郁化火,横逆犯胃,络伤血溢,故吐血色红或紫暗;肝胃失和,气机不利,故脘胀胁痛;胃气上逆则恶心呕吐;肝火旺盛,扰动心神,故烦躁易怒,寐少多梦;肝火上炎,灼伤津液,故目赤口干。舌质红,苔黄,脉弦数为肝火亢盛之象。⑤治法:清肝泻火,凉血止血。⑥方药:龙胆泻肝汤。本方清泻肝火效佳,但凉血止血之力弱,可酌加侧柏叶、藕节、白茅根、旱莲草、丹皮等加强凉血止血之力;寐少梦多者可加磁石、龙齿、珍珠母、远志等清肝安神;便秘者可加大黄通腑泄热;阴液亏耗者可加麦冬、玄参、沙参等养阴清热。如吐血不止,口渴不欲饮而胃脘刺痛者,为瘀血阻络,血不归经所致,应合用十灰散、三七粉,增强化瘀止血之力;胁痛明显者,可加延胡索、香附等疏肝理气,活血止痛。

(3)瘀阻胃络。①主症:吐血紫暗或带血块。②兼次症:胃脘刺痛或如刀割,痛处固定而拒按;病程较久,胃脘痛与吐血反复发作;面唇晦暗无华,口渴不欲饮,大便色黑;或妇人月经愆期,色黯有块。③舌脉:舌质紫黯,或有瘀点、瘀斑;

或舌质淡黯;苔薄白;脉涩或细涩。④分析:久病入胃络,瘀血阻滞,血不循经而出血,故吐血紫暗或带血块;瘀血阻于胃络,不通则痛,故胃脘刺痛或如刀割,痛处固定而拒按;久病已入络,病难速愈,故常胃痛与吐血反复发作;面唇晦暗无华,口渴不欲饮,大便色黑,或妇人月经愆期,色黯有块等均为瘀血内阻之象;舌质紫黯,或有瘀点、瘀斑,或舌质黯,脉涩等皆血瘀之征;出血既久,可致血虚不荣,故可面色晦而无华,舌质淡黯,脉细。⑤治法:化瘀止血。⑥方药:失笑散。方中蒲黄活血止血;五灵脂通利血脉,散瘀止痛,二药均入血分,相须为用,活血止血而散瘀止痛;醇醋可利血脉,化瘀血。可加入三七加强化瘀止血之力,加桃红四物汤加强活血化瘀之功而兼养血,使攻中有养,尤其适合于瘀血阻络兼血虚者。如胃脘痛甚,可合用丹参饮理气活血止痛;如兼脾胃虚弱者,可加黄芪、太子参、白术、茯苓等补益脾胃,益气行血。

(4)气虚血溢。①主症:吐血缠绵不止,血色暗淡。②兼次症:吐血时轻时重,神疲乏力,心悸气短,语声低微,面色苍白;或畏寒肢冷,自汗便溏。③舌脉:舌质淡,苔薄白;脉弱或沉迟。④分析:气虚不足,摄血无力,血液外溢,故吐血缠绵不止,血色暗淡,时轻时重;正气不足则神疲乏力,气短声低;气血虚弱,心失所养则心悸;血虚不能上荣于面则面色苍白;气虚及阳,中阳不足,则畏寒肢冷,自汗便溏。脉沉迟,舌质淡,脉弱为气虚不足之象。⑤治法:益气摄血。⑥方药:归脾汤。本方能益气健脾,摄血养血,但止血之力稍弱,临证可酌加仙鹤草、茜草、阿胶等增强止血之效;也可加炮姜炭温阳止血,乌贼骨收敛止血。若气损及阳,脾胃虚寒,兼见肢冷畏寒,自汗便溏,脉沉迟者,治宜温经摄血,可用柏叶汤和理中汤,前方以艾叶、炮姜温经止血,侧柏叶宁络止血,童便化瘀止血,理中汤温中健脾以摄血,合方共奏温经止血之效。

以上吐血诸证,如出血过多导致气随血脱,表现为面色苍白、四肢厥冷、冷汗出、脉微等,亟当益气固脱,可服用独参汤或静脉滴注参麦针等积极救治。

5.便血

便血为胃肠脉络受伤所致。临床主要有肠道湿热与脾胃虚寒两类。

(1)肠道湿热。①主症:便血鲜红。②兼次症:腹痛不适,大便不畅或便溏,口黏而苦,纳谷不香。③舌脉:舌质红,苔黄腻;脉滑数。④分析:恣食肥甘厚味,湿热下移大肠,热伤大肠络脉,血随便下,故见便血;湿性黏滞,肠道传化失常故大便不畅或便溏;湿为阴邪,易阻气机,气机不利故腹痛;湿热困于肠胃,运化失调,则口黏而苦,纳谷不香。舌质红,苔黄腻,脉滑数为肠道有湿热之象。⑤治法:清热化湿,凉血止血。⑥方药:地榆散。方中以地榆、茜草凉血止血;黄芩、黄连、栀子苦寒泻火燥湿;茯苓淡渗利湿。可加槐角以增强凉血止血的作用;口黏苔腻甚者,宜加苍术、砂仁以健运脾胃。若便血日久,湿热未尽去而营阴已伤者,应清利湿热与养阴补血兼而治之,可用脏连丸。方中以黄连、黄芩清热燥湿;当归、地黄、赤芍、猪大肠养血补脏;槐花、槐角、地榆凉血止血;阿胶养血止血。可酌加茯苓、白术、泽泻等燥湿利湿之品。若为肠风,则见下血鲜红,血下如溅,舌质红,脉数,应清热止血,方用槐花散或唐氏槐角丸。前方以荆芥炭疏散风邪,炒枳壳宽中理气,槐花、侧柏叶清热凉血止血;槐角丸中以防风、荆芥疏散风邪,黄连、黄芩、黄柏苦寒泻火,槐角、地榆、侧柏叶、生地黄凉血止血,当归、川芎养血归经,乌梅收敛止血,枳壳宽中。两方相比,后者清热疏风的作用较强。若为脏毒,证见下血浊而暗,应使用地榆散加苍术、萆薢、黄柏治之。方中黄连、黄芩、黄柏、栀子苦寒泻火中,地榆、茜根凉血止血,茯苓、苍术、萆薢健脾利湿。

(2)脾胃虚寒。①主症:便血紫暗或黑色。②兼次症:脘腹隐隐作痛,喜温按,怯寒肢冷,纳差便溏,神疲懒言。③舌脉:舌质淡,苔薄白;脉弱。④分析:脾胃虚寒,中气不足,脾失统摄,血溢肠中,故便血紫暗或呈黑色;脾胃阳气不足,运化乏力,故脘腹隐痛,喜温喜按;脾主四肢肌肉,阳气不能温煦肢体,故怯寒肢冷;脾胃阳虚,生化无权,则纳差便溏;阳气不足则神疲懒言。舌质淡,苔薄白,脉弱皆为脾胃虚寒之象。⑤治法:温阳健脾,养血止血。⑥方药:黄土汤。方中灶心黄土(伏龙肝)温中摄血;附子、白术温阳健脾;地黄、阿胶养阴止血;甘草和中;黄芩苦寒坚阴,用量宜少,以反佐附子辛燥偏性。临证可加炮姜炭、艾叶、鹿角霜、补骨脂以温阳止血,加白及、乌贼骨收敛止血;有瘀血见证者加花蕊石、三七活血化瘀止血。如脾胃虚弱而阳虚不明显,见便血,气短声低,面色苍白,食少乏力等表现者,当补脾摄血,用归脾汤;如下血日久不止,肛门下坠,舌质淡,脉细弱无力者,为气虚下陷之象,可合用补中益气汤以益气升阳。

便血诸证出血量大时可致气随血脱而致脱证,临证要仔细观察病情变化,及时救治。

6.尿血

尿血多因热邪蓄于下焦或阴虚火旺损伤络脉,致使血液妄行引起,也有因脾虚失摄、肾虚失固而致者。

(1)下焦热盛。①主症:尿血鲜红。②兼次症:小便黄赤灼热,心烦口渴,面赤口疮,夜寐不安。③舌脉:舌质红,苔黄;脉数。④分析:下焦热盛,灼伤膀胱之络脉,故尿血鲜红;膀胱热盛,煎灼尿液,故小便黄赤灼热;热扰神明则心烦、夜寐不安;火热上炎则面赤口疮;热伤津液则口渴。舌质红,苔黄,脉数为热盛之象。

⑤治法:清热泻火,凉血止血。⑥方药:小蓟饮子。竹叶、木通清热泻火利小便;滑石清热利湿;小蓟、生地黄、蒲黄、藕节凉血止血;栀子泻三焦之火,引热下行;当归引血归经;甘草调和诸药。如心烦少寐,可加黄连、夜交藤清心安神;火盛伤阴而口渴者,加黄芩、知母、石斛、天花粉以清热生津;如尿血甚者,可加白茅根、侧柏叶、琥珀末以凉血止血。

(2)阴虚火旺。①主症:小便短赤带血。②兼次症:头晕目眩,颧红潮热,腰酸耳鸣。③舌脉:舌质红,少苔;脉细数。④分析:肾阴亏虚,虚火内动,灼伤脉络,故小便短赤带血;阴虚阳亢,故头晕目眩,颧红潮热;腰为肾府,耳为肾窍,肾阴不足,则外府失养,肾窍不充故腰酸耳鸣。舌质红,少苔,脉细数均为肾之阴虚火旺之象。⑤治法:滋阴降火,凉血止血。⑥方药:知柏地黄丸。此方以六味地黄丸滋补肾之阴水,以知母、黄柏滋阴降火,旨在"壮水之主,以制阳光"。可酌加旱莲草、大蓟、小蓟、茜草根、蒲黄炭等加强凉血止血之力;颧红潮热者加地骨皮、胡黄连、银柴胡、白薇等清热退虚火之药。

(3)脾不统血。①主症:久病尿血,色淡红。②兼次症:气短声低,面色苍白,食少乏力,或兼见皮肤紫斑、齿衄。③舌脉:舌质淡,苔薄白;脉细弱。④分析:脾气亏虚,统血无力,血不归经,渗于膀胱,则尿血日久不愈,溢于肌肤,可兼见紫斑、肌衄;脾胃运化无权,气血生化不足,故食少乏力,气短声低;气血不能上荣头面则面色苍白无华。舌质淡,脉细弱皆为气血亏虚,血脉不充之象。⑤治法:补脾摄血。⑥方药:归脾汤。临证可加用阿胶、仙鹤草、熟地黄、槐花、三七等养血生血之品;若气虚下陷,小腹坠胀者,可加升麻、柴胡等以提升中阳,亦可合用补中益气汤。

(4)肾气不固。①主症:尿血日久不愈,血色淡红。②兼次症:神疲乏力,头晕目眩,腰酸耳鸣。③舌脉:舌质淡,苔薄白;脉弱。④分析:劳倦日久或久病伤肾,肾气不足,封藏不固,血随尿出,此为久病但无火邪,故尿血日久不愈,血色淡红;肾虚则腰膝酸痛兼见耳鸣;髓海不充则头晕目眩,神疲乏力。舌质淡,脉弱皆为肾气不足之象。⑤治法:补益肾气,固摄止血。⑥方药:无比山药丸。方中熟地黄、山药、山萸肉、怀牛膝补益肾精;菟丝子、肉苁蓉、巴戟天、杜仲温肾助阳且固肾气;五味子、赤石脂固摄止血;茯苓、泽泻健脾利水。可酌加仙鹤草、蒲黄炭、大小蓟、槐花等加强止血之力;也可酌加煅龙骨、煅牡蛎、补骨脂、金樱子等加强固摄肾气之力。若见畏寒神怯者,可酌加肉桂、鹿角片、狗脊以温补肾阳。

7.紫斑

紫斑常因热盛迫血、阴虚火旺和气不摄血而血溢肌肤所致,清热解毒、滋阴降火和益气摄血为主要治疗方法。

(1)热盛迫血。①主症:感受风热或火热燥邪后,肌肤突发紫红或青紫之斑点或斑块。②兼次症:发热口渴,烦躁不安,溲赤便秘,常伴有鼻衄、齿衄、尿血或便血。③舌脉:舌质红,苔薄黄;脉数有力。④分析:感受风热或火热燥邪,火热偏盛,迫血妄行,血溢于肌肤脉络之外,故皮肤出现青紫之斑点或斑块;若热邪炽盛,损伤鼻、龈、肠胃和膀胱等处之脉络,则可见鼻衄、齿衄、便血和尿血;热扰心神则烦躁不安;火热伤津则不仅可见发热,不可见口渴、溲赤、便秘之症。舌质红,脉数有力皆为火热之邪偏盛之象。⑤治法:清热解毒,凉血止血。⑥方药:清营汤。方中犀角(水牛角代)、玄参、生地黄、麦冬滋阴清热凉血;金银花、连翘、黄连、竹叶清热解毒;丹参散瘀止血。可酌加紫草、茜草凉血止血,化斑消瘀。若发热口渴,烦躁不安,紫斑密集成片者,可加用生石膏、龙胆草,并冲服紫雪以增强清热泻火解毒之效;还可合用十灰散以增强凉血止血、活血化瘀之效;若热壅肠胃兼见气滞血瘀,症见腹痛者,可酌加白芍、甘草缓急,五灵脂、香附理气活血,以期缓解腹痛;若热伤肠络而见便血者,可加槐实、槐花、地榆炭以凉血止血;若热夹湿邪,阻滞肢体经络,而见关节肿痛者,可加秦艽、木瓜、桑枝、川牛膝等清热祛湿、舒经活络。

(2)阴虚火旺。①主症:肌肤出现红紫或青紫斑点或斑块,时作时止。②兼次症:手足心热,潮热盗汗,两颧红赤,心烦口干,常伴齿衄,鼻衄,月经过多等症。③舌脉:舌质红,少苔;脉细数。④分析:阴虚火旺,虚火灼伤肌肤络脉,故可见红紫或青紫斑点、斑块,亦可见齿衄、鼻衄或月经过多之表现;阴虚火旺,则可见手足心热,潮热盗汗;肾水不足,不能上济心火,心火被扰则心烦;虚火逼心液外出则盗汗;阴液不足则口渴。舌质红,少苔,脉细数为阴虚火旺之象。⑤治法:滋阴降火,宁络止血。⑥方药:茜根散。方中生地黄、阿胶滋阴养血;茜草根、侧柏叶、黄芩清热凉血止血;甘草调中解毒。可酌加丹皮、紫草等加强化斑消瘀止血主力。阴虚较甚者,可加玄参、龟甲、女贞子、旱莲草等育阴清热之品;潮热者,可加地骨皮、鳖甲、秦艽、白薇等清退虚热之药;盗汗者,加五味子、煅龙骨、煅牡蛎等以收敛止汗。

(3)气不摄血。①主症:紫斑反复出现,经久不愈。②兼次症:神疲乏力,食欲缺乏,面色苍白或萎黄,头晕目眩。③舌脉:舌质淡,苔白;脉弱。④分析:气虚不能摄血,脾虚不能统血,以致血溢于肌肤脉络之外而为紫斑;气虚日久,难以速复,故紫斑反复出现且经久不愈;脾虚运化无权则食欲缺乏;生化气血不足则神疲乏力,面色苍白或萎黄;气血不足,不能上承濡养清窍,故头晕目眩。舌质淡,苔白,脉弱为气虚不足之象。⑤治法:补脾摄血。⑥方药:归脾汤。临证可酌加仙鹤草、棕榈炭、血余炭、蒲黄炭、紫草等药以增强止血消斑的作用。若脾虚及肾,兼见肾气不足,出现腰膝酸冷,大便不实,小便频数清长者,可酌加菟丝子、补骨脂、川续断以补益肾气。

第四节　痰　饮

　　痰饮是指三焦气化失常,水液在体内运化输布失常,停积于某些部位的一类病证。在《黄帝内经》无"痰饮"之名,但有"积饮"之说,如《素问·六元正纪大论》曰:"太阴所至,为积饮否隔。"《素问·气交变大论》载:"岁土太过,雨湿流行……饮发中满食减,四肢不举。"《素问·五常政大论》云:"土郁之发,民病饮发注下。"指出水湿过盛、土郁失运为积饮的主要病机,奠定了痰饮的理论基础。《金匮要略·痰饮咳嗽病脉证并治》首创"痰饮"之名,其含义有广义和狭义之分,广义的痰饮是诸饮的总称,由于水饮停积的部位不同,而分为痰饮、悬饮、溢饮、支饮4类。狭义的痰饮即指水饮停积于胃肠,是诸饮中的一个类型。并对痰饮病的证候、论治做了比较系统的论述,并提出"病痰饮者,当以温药和之"的治疗原则。由于《金匮要略》对痰饮起因及脉证治疗阐发甚详,被后世奉为准绳,成为痰饮辨证论治的主要依据。自隋代巢元方《诸病源候论》起将痰与饮分开而论,曰:"……脉偏弦者为痰,浮而滑为饮。"立诸痰候与诸饮候,并在《金匮要略》四饮基础上另有流饮和癖饮的论述,如"流饮者,由饮水多,水气停聚肠胃之间,漉漉有声,谓之流饮""此由饮水多,水气停积两胁之间,遇寒气相搏,则结聚成块,谓之癖饮"。金元四大家之一张子和《儒门事亲·饮当去水温补转剧论》则指出饮之成因:"其本有五,有愤郁而得之者,有困乏而得之者,有思虑而得之者,有痛饮而得之者,有热时伤冷而得之者,饮证虽多,无出于此。"又云:"夫治病有先后,不可妄投,邪来去时,愤不可补也。大邪新去,恐反增其气,转甚于未治之时也。"指出治疗饮证不可妄用补法。清代喻昌则指出对痰饮之体虚、积劳、失血等虚证患者不可妄用吐法或峻攻。这些论述都对饮证治疗有指导意义。从隋唐至金元,在痰饮病的基础上,又逐渐发展了痰的病机学说,《丹溪心法·痰病》曰:"百病中多有兼痰者,世所不知也。"《景岳全书·痰饮》载:"痰之与饮,虽曰同类,而实有不同也。"一般而言,黏稠者为痰,清稀者为饮,故应加以区别。本节章论述的范围以《金匮要略》中之痰饮病为主。

西医学的慢性支气管炎、支气管哮喘、渗出性胸膜炎、胃肠功能紊乱、不完全性肠梗阻、慢性心功能不全等疾病的某些阶段,可参照本节进行辨证论治。

一、病因、病机

痰饮的病因为寒湿浸渍、饮食不节、劳欲所伤,以致肺脾肾气化功能失调,三焦水道不利,水液失于正常运化、输布,停积而为痰饮。

(一)寒湿浸渍,积而成饮

寒湿之邪,易伤阳气。凡气候之寒冷潮湿,或冒雨涉水,或经常坐卧湿地等,导致寒湿浸渍,由表及里,中阳受困,运化无力,水湿停聚而为痰饮。正如《素问·至真要大论》曰:"太阴之胜……独胜则湿气内郁……饮发于中。"

(二)饮食不节,伤及脾阳

恣食生冷,或暴饮暴食,均可阻遏脾阳,使中州失运,水湿聚而为饮。《金匮要略·痰饮咳嗽病脉证并治》云:"夫患者饮水多,必暴喘满""食少饮多,水停心下""流饮者,由饮水多,水流走于肠胃之间,漉漉有声……"

(三)劳欲久病,脾肾阳虚

水液属阴,全赖阳气之温煦蒸化输转。若因思虑、劳倦、纵欲太过,伤及脾肾;或年高久病,或素体阳虚,脾肾阳气不足,水液失于气化转输停聚为饮。叶天士提出"外饮治脾,内饮治肾"的大法,指出外饮为劳欲所伤,阳气内虚,水液运化无力而成为饮。

人体在生理状态下,水液的吸收、输布和排泄,主要依赖肺脾肾三脏的气化功能。《素问·经脉别论》曰:"饮入于胃,游溢精气,上输于脾,脾气散精,上归于肺,通调水道,下输膀胱,水精四布,五经并行。"由此可知,体内水液的代谢包括脾之转输上行,肺之通调下降和肾之蒸化开合3个不可分割的重要环节。水谷精气是在脾之健运,肺之通调,肾之蒸化开合作用下,化为津液,输布全身,发挥多种生理作用之后,变为汗液、尿液排出体外。如果三脏功能失调,肺之通调涩滞、脾之转输无权、肾之蒸化失职,水谷不得运化输布而成浊液,聚而为水为饮,遇火气则煎熬成痰。三脏之中,脾运失司,首当其要,因脾阳一虚,水谷精气不能正化,则上不能输精以养肺,下不能助肾以制水,必然导致水液停滞中焦,流溢四末,波及五脏。水液的输布排泄,还与三焦的作用密切相关。三焦主司一身之气化,为运行水液之道路。若三焦气化失司,水道不通,则水液停积为饮。故《素问·灵兰秘典论》曰:"三焦者,决渎之官,水道出焉。"《圣济总录·痰饮统论》曰:"三焦者,水谷之道路,气之所终始也,三焦调适,气脉平匀,则能宣通水液,行入于经,化而为血,灌溉周身;若三焦气塞,脉道壅闭,则水饮停积,得宜行,聚成痰饮。"

总之,痰饮之病机性质总属阳虚阴盛,为本虚标实之证。肺脾肾气化失调,阳气不足实为痰饮发生的病机基础。虽然间有因时邪与内饮相搏,或饮邪久郁化热,表现为饮热错杂之证,虽属少数,但不可忽视。

二、诊断

痰饮病证的诊断,应综合临床特征,痰饮停积的部位来确定。

(1)饮留胃肠者为痰饮,主要表现为心下痞满,胃中有振水声,肠间漉漉有声,呕吐清水痰涎。

(2)饮留胸胁者为悬饮,主要表现为咳嗽,气急,胁肋胀痛。

(3)饮浸肺者为支饮,主要表现为咳逆喘息,痰白量多。

(4)饮溢四肢者为溢饮,主要表现为身痛困重,肢体水肿。

三、相关检查

痰饮病证涉及的疾病较多,临证应注意结合相关检查以帮助诊断,如胸部X线摄片、胃肠钡餐造影、内镜、胸腹B超、痰培养、胸腔积液、CT等检查。

四、鉴别诊断

(一)痰、饮、水、湿

四者同出于一源,均为水液不归正化,停积而成,然而在病机、形质特点、临床表现等方面各有特点。分别言之,痰多因热煎熬而成,分成有形、无形之痰,有形者,形质厚浊,咳咯可见,无形者,无处不到,病变多端;饮多因寒积聚而成,形质清稀,多停于体内局部;水为清液,有阴水、阳水之分,可泛滥体表、四末;湿性黏滞,但无定体,可随五气从化相兼为病。合而言之,痰、饮、水、湿在一定条件下又可相互转化。

(二)溢饮与风水

两者虽均可见肢体水肿,但风水可见汗出恶风,小便不利,水肿从眼睑开始,迅速漫于四肢全身。而溢饮则见恶寒无汗、身体疼痛、小便自利,肿以四肢明显,甚或偏于一侧肢体。

(三)痰饮与咳嗽、哮、喘、肺胀的关系

饮邪停积胸肺,以致肺气失于宣降,可致咳嗽、哮、喘、肺胀等证,此时饮是上述肺系疾病发生、发展的病因或病理因素,在临床辨证施治时,可以按痰饮予以施治。若咳喘肺虚日久,肺气虚弱,宣降失司,水液失于输布,又可积而为饮,加重病情或致肺疾反复发作。

五、辨证论治

(一)辨证要点

1.辨痰饮停积的部位

饮停胃肠者为痰饮,饮流胁下者为悬饮,饮溢四肢者为溢饮,饮停胸肺者为支饮。

2.辨寒热

一般而言,痰饮总属阳虚寒凝,水饮停聚。如《症因脉治·痰症论》曰:"饮主于水,寒多热少。"若饮邪郁久化热、饮热互结者,则表现饮渐黏稠、身热、口苦、苔黄、脉数等热象。临床寒热相兼之候也常有之。

3.辨虚实

痰饮病虽以实证居多,但总属阳虚阴盛、本虚标实证,其本属脾肾阳气亏虚,不能运化水湿,其标则为水饮停聚或停饮郁久化热,但在病程的不同阶段,或表现以本虚为主,或表现为标实为主。应从起病之新久、饮邪之盛衰、禀赋之强弱来权衡虚实,如新病饮盛为实,久病正虚饮微为虚。

(二)治疗原则

饮为阴邪,遇寒则凝,得温则行,故其治疗当遵《金匮要略·痰饮咳嗽病脉证并治》"病痰饮者,当以温药和之"之宗旨,以温阳化饮为基本治疗原则,以振奋阳气,开发腠理,通行水道。同时还应当分别标本缓急、表里虚实之不同,采取相应的治疗措施。若饮邪壅盛,其证属实,当祛邪治标,可根据其饮停部位,分别采用发汗、攻逐和分利等法;阳微气虚而饮邪不盛者,则温补脾肾阳气以治本;邪实而正虚者,治当攻补兼施;饮热相杂者,又当温清并用。即使实证,当饮邪已基本消除,也须继用健脾温肾以固其本,始能以巩固疗效。清代喻昌《医门法律·痰饮留伏论》提出虚实分治法,临床可作为辨治痰饮的要领,凡饮邪壅实者,当因势利导以祛除饮邪;阳虚饮微者,当以健脾温肾为主,阳气通则饮自化。

（三）分证论治

1.痰饮

（1）饮停于胃。①主症：心下坚满或疼痛，胃脘部有振水声。②兼次症：恶心或呕吐，呕吐清水痰涎，口不渴或口渴不欲饮，或饮入即吐，背冷如掌大，头晕目眩，小便不利，食少，身体逐渐消瘦。③舌脉：苔白滑；脉沉弦或滑。④分析：多由过食生冷肥甘之物，或过用寒凉药物，壅遏脾阳，运化失职所致。水饮停滞胃中不得布化，则心下坚满或疼痛，胃中有振水声；胃中停饮则其气不降而上逆，则恶心、呕吐清水痰涎，饮入即吐；水谷之精微不化生津液而旁留成饮，停结胃中，则口渴不欲饮；脾胃运化失司，水谷不化精微以养全身，则食少，甚则消瘦；阳气为饮邪所阻，不得宣达于外，则背冷如掌大；清阳不得上达则头晕目眩；饮邪中阻，膀胱气化失司则小便不利。苔白滑，脉沉弦或滑，均为水饮内结之征。⑤治法：和中蠲饮。⑥方药：小半夏加茯苓汤。本方和胃降逆，化饮止吐，为治痰饮呕吐的基础方。方中半夏、生姜辛开，和胃化饮止呕，茯苓健脾利水渗湿。饮邪盛者可加桂枝、白术通阳化饮，以祛饮邪。若饮困脾阳，症见纳呆泛酸者，加吴茱萸、川椒以温中散寒化饮；心下坚满疼痛甚者，加枳实以行气开结；小便不利者加车前子、茯苓皮以利水渗湿；纳呆食少者加焦三仙、砂仁以和胃消食。

（2）饮邪化热。①主症：脘腹坚满或灼痛。②兼次症：烦躁，口干口苦，舌燥，大便秘结，小便赤涩。③舌脉：舌质红，苔薄黄腻，或黄腻，或偏燥；脉弦滑而数。④分析：多由胃肠停饮，日久不除，郁而化热而成。饮热互结，留居胃肠，故脘腹坚满或灼痛，胃脘及肠间时有鸣声；饮热互结，腑气不通，浊气上逆则口干口苦、舌燥、大便秘结；饮热下注于膀胱，膀胱气化不利则小便赤涩；热扰心神则烦躁；舌质红，苔薄黄，或黄腻，或偏燥，脉弦滑而数，均为饮热互结胃肠之征。⑤治法：清热逐饮。⑥方药：甘遂半夏汤。本方逐水祛痰，和中除湿，治疗饮热互结胃肠之证。方中甘遂、半夏降逆逐饮，白芍、蜂蜜酸甘和中，以防伤正，并借甘遂、甘草相反之性来增强其攻逐之力。全方攻守兼备，因势利导，使水饮去、正气复。本方为权宜攻邪之剂，邪除则停，不可过用久用。若饮邪结聚，膀胱气化不利，症见小便量少不利者，加泽泻、车前子、猪苓以温阳化饮利水；饮邪上凌、阻滞清阳，症见头晕目眩者，加泽泻、白术、半夏、生姜以降逆化饮；纳呆食少者，属脾胃健运失司，水谷不化精微，加党参、茯苓、干姜以温中健脾；若见利后少腹续坚满者，加厚朴、木香以理气散结。

（3）饮留于肠。①主症：水走肠间，沥沥有声，腹部坚满或疼痛。②兼次症：脘腹发冷，头晕目眩，或下利清水而利后少腹续坚满，小便不利，纳呆。③舌脉：

舌质淡,苔白滑或腻;脉沉弦或伏。④分析:饮邪内生,由胃下流于肠,故肠间沥沥有声;饮邪结聚于肠中,则腹部坚满或疼痛;饮邪结聚,自寻出路,则下利清水;病根未除,此去而彼聚,故利后少腹续坚满;饮邪结聚肠中,阳气失于宣达,清阳不得上注于目、外荣肌肤,则头晕目眩、脘腹发冷;饮邪结聚,膀胱气化失司则小便不利。苔白滑,脉沉弦或滑,为饮邪中阻之象。⑤治法:攻逐水饮。⑥方药:己椒苈黄丸。本方攻逐水饮,治疗水饮内滞,壅滞不通的实证。方中防己、椒目辛宣苦泄,导水饮从小便而去;葶苈子、大黄攻坚决壅,逐热饮从大便而除。合之前后分清,饮热无存身之所,共奏泻热逐饮之效。若饮热相互胶结,升降失司、腑气不通甚者,加芒硝以加强攻逐之力。

2.悬饮

(1)邪犯胸肺。①主症:寒热往来,身热起伏,咳嗽气急,胸胁疼痛,呼吸、转侧时疼痛加重。②兼次症:汗少,或发热不恶寒,有汗而热不解,少痰,心下痞硬,干呕,口苦,咽干。③舌脉:苔薄白或薄黄;脉弦数。④分析:肺居胸中,两胁为少阳经脉分布循行之处,若时邪外袭,邪侵胸胁,少阳枢机不和,则寒热往来,身热起伏,胸胁疼痛;时邪外袭,肺热壅盛,肺失宣降,则身热有汗,不恶寒,咳而气急少痰;邪侵胸胁,少阳热邪郁滞则心下痞硬、口苦、干呕、咽干;苔薄白或黄,脉弦数,均为邪侵胸胁、肺卫同病、邪在上焦之征。⑤治法:和解少阳,宣利枢机。⑥方药:柴枳半夏汤。本方和解少阳,化痰通络,治疗邪侵少阳,痰热内阻之证。柴胡、黄芩和解清热,半夏、瓜蒌化痰散结,枳壳、桔梗、赤芍理气和络。胁肋疼痛加丝瓜络、旋覆花通络;心下痞硬、口苦、干呕加黄连以与半夏、瓜蒌相伍以清热化痰、开郁散结。热盛汗出、咳嗽气急者,去柴胡,加石膏、桑白皮、杏仁,以清热宣肺化痰。若寒热未除,胸胁已见停饮,可参照饮停胸胁证治疗。

(2)饮停胸胁。①主症:胸胁胀满疼痛,病侧肋间饱满,甚则偏侧胸部隆起。②兼次症:气短息促不能平卧,或仅能侧卧于停饮的一侧,呼吸困难,咳嗽,转侧时胸痛加重。③舌脉:舌质淡,苔白或滑腻;脉沉弦或弦滑。④分析:胸胁为气机升降之道,肺气郁滞,气不布津,停而为饮,故胸胁胀满,病侧肋间饱满,甚则偏侧胸部隆起。饮停胸胁,脉络受阻,气机不利,故胸胁胀满疼痛,咳嗽、呼吸、转侧时均牵引胸胁,故可使疼痛加重;水饮上迫于肺,肺气出入受阻,故气息短促;苔白或滑腻,脉沉弦或弦滑,均为水饮内结于里之候。⑤治法:攻逐水饮。⑥方药:十枣汤,葶苈大枣泻肺汤。十枣汤攻逐水饮,用于水饮内停,正盛邪实之证。方中甘遂、大戟、芫花均为峻下逐饮之品,恐伤胃气,故共研细末,以大枣煎汤送服,可根据服药后吐泻轻重,酌情掌握用量。若体质虚弱,不任峻下者,可改服葶苈大枣泻肺汤,本方泻肺行水,治疗痰涎壅盛之证。方中葶苈子苦辛沉降,开泄肺气,通利膀胱,加大枣甘缓补虚,以制约葶苈子峻泻逐饮之功。此外,控涎丹亦可酌用,本方无十枣汤之峻泻,适用于痰饮伏于胸膈上下,胁肋疼痛,形气俱实者。若痰浊偏盛,胸部满闷,苔浊腻者,加瓜蒌、薤白、杏仁、椒目以宣痹泄浊化饮;若水饮久停,胸胁支满,体弱食少者,加桂枝、甘草、茯苓等健脾通阳化饮。

(3)气滞络痹。①主症:胸胁疼痛。②兼次症:胸部灼痛,或刺痛,胸闷,呼吸不畅,或咳嗽,甚则迁延日久不已,入夜、天阴时更为明显。③舌脉:舌质淡暗红,苔薄白;脉弦。④分析:饮邪久郁之后,气机不利,络脉痹阻,故胸胁疼痛。气郁不解,久郁化火,则痛势如灼;气滞及血,血脉不利,则刺痛;饮邪久留,气机郁滞,肺失宣降,则胸闷,呼吸不畅;饮邪属阴邪,入夜加重邪势,天阴时湿气停留,也助长饮邪之势,故疼痛在入夜或天阴时加重。舌质淡暗红,苔薄白,脉弦均为气滞络痹之候。⑤治法:理气和络。⑥方药:香附旋覆花汤。本方疏肝理气,降逆化痰。方中香附、旋覆花理气解郁;苏子、杏仁降气化痰;陈皮、半夏、茯苓、薏仁理气化痰。若痰气郁结,胸闷苔腻者,加瓜蒌、枳壳以理气化痰开郁;久痛入络,痛势如刺者,加当归、桃仁、红花、乳香、没药化瘀止痛;若饮邪未净者加通草、路路通、冬瓜皮。

(4)阴虚内热。①主症:胸胁灼痛,咳呛时作。②兼次症:口干咽燥,痰黏量少,午后潮热,颧红,心烦,盗汗,手足心热,形体消瘦。③舌脉:舌质红,少苔,脉细数。④分析:饮阻日久,气郁化热伤阴,肺络不和,则胸胁灼痛;阴虚肺燥,故咳呛时作,痰黏量少,口干咽燥;阴虚火旺则潮热、颧红、盗汗、心烦、手足心热。脉络不和,气机不利则胸胁闷痛。病久正虚而致形体消瘦。舌质红,少苔,脉细数,乃系阴虚内热之证。⑤治法:滋阴清热。⑥方药:泻白散或合沙参麦冬汤。泻白散清泻肺热,方中桑白皮清肺热、泻肺气、平喘咳,地骨皮泻肺中伏火,甘草、粳米养胃和中,四药合用,清热而不伤阴,泻肺而不伤正,使肺气清肃,则咳喘自平。沙参麦冬汤清热生津润燥,方中沙参、麦冬、玉竹。天花粉养阴生津,生扁豆、甘草健脾和中,桑叶祛风达邪。潮热者加鳖甲、功劳叶;咳嗽者加百部、川贝母;胸胁痛加瓜蒌皮、枳壳、郁金、丝瓜络、苏木;饮邪未尽者,加猪苓、泽泻、葶苈子。兼气虚、神疲、气短、自汗者,加党参、黄芪、黄精、五味子。

3.支饮(寒饮伏肺)

主症:咳逆胸满不得卧,痰清稀,白沫量多。

兼次证:面浮跗肿,或经久不愈,平素伏而不作,遇寒即发,兼见寒热,背痛,身痛等。

舌脉：舌质淡体胖有齿痕，苔白滑或白腻；脉弦紧。

分析：多由受寒饮冷，久咳致喘，迁延日久伤肺，肺不布津，饮邪留肺，支撑胸膈。饮邪犯肺，肺失宣降，故咳喘胸满，呼吸困难，不能平卧；水谷津液不归正化，停蓄成饮，则痰量多，质清稀或白沫状；饮邪伏肺则久病不愈；饮为阴邪故受寒易发或加重；水饮泛滥则面浮肢肿；伏饮遇外感诱发则恶寒背痛身痛；舌质淡体胖有齿痕，苔白滑或白腻，脉弦紧为寒饮内盛之象。

治法：温肺化饮。

方药：小青龙汤。本方有温里发表之功，用于支饮遇寒触发，表寒里饮之证。方中麻黄、桂枝、干姜、细辛温肺散寒，半夏降气化痰，佐以白芍、五味子散中有收，甘草和中。若表证已解，可改用苓甘五味姜辛汤温肺化饮；若饮邪壅滞，外无表证，喘咳痰盛不得卧，可用葶苈大枣泻肺汤泻肺逐饮；若痰多黏腻、胸闷气逆、苔浊者加三子养亲汤以降气化痰。若饮郁化热，喘满胸闷，心下痞坚，烦渴，苔黄而腻，脉沉紧用木防己汤加减清热化饮。若喘息痰壅便秘加葶苈子、大黄、芒硝以豁痰降气通腑。

4.溢饮

主症：四肢沉重疼痛水肿。

兼次证：恶寒，无汗，口不渴，或有咳喘，痰多白沫，胸闷，干呕。

舌脉：舌质淡胖，苔白；脉弦紧。

分析：多因外感风寒，玄府闭塞，肺脾输布失职，水饮流溢四肢肌肤，故四肢沉重疼痛水肿，并兼见恶寒、无汗等风寒表证。若饮迫于肺，则咳喘痰多白沫、胸闷、干呕。口不渴、舌质淡胖、苔白、脉弦紧为饮邪内伏之象。

治法：解表化饮。

方药：小青龙汤加减。本方发表散寒，温肺化饮，用于表寒里饮所致的恶寒发热，无汗，四肢沉重，甚则肢体微肿者。方中麻黄、桂枝、干姜、细辛温肺散寒，半夏降气化痰，佐以白芍、五味子散中有收，甘草和中。若水饮内聚而见肢体水肿明显，尿少者，可配茯苓、猪苓、泽泻、车前子以利水祛饮；若表寒外束，内有郁热，伴有发热、烦躁，苔白而兼黄，改用大青龙汤以发表清里。

痰饮病证总属阳虚阴盛、本虚标实，新病、初起以实证居多，若施治得法，饮邪渐去，则进入缓解期或恢复期，表现为正气虚弱为主，此时治疗应以扶正固本为主，以防病情复发；各类饮证若病情迁延缠绵或久病，则表现为虚实夹杂，在本以脾胃阳虚或肾阳虚衰为主，此时治疗应扶正祛邪并重。

脾胃阳虚证主症多见脘腹冷痛，喜温喜按，纳少，腹胀，便溏，面色少华，身体消瘦,四肢不温,少气懒言,舌质淡胖,边有齿痕,脉沉弱。治以温中通阳,方用理中丸。方中党参补中益气,干姜散寒化饮,白术燥湿健脾,共成健脾益气,温中祛寒之功。肾阳虚甚加附子、肉桂温阳;若饮邪未尽或饮邪留伏,症见呕吐清水痰涎加茯苓、桂枝、泽泻化气行水;平时可以坚持服用香砂六君子汤以健脾益气,理气和胃,以巩固疗效。

脾肾阳虚证主症多见喘促动则为甚,心悸,畏寒肢冷,或咳嗽痰多、胸闷,或食少、脘腹冷痛、便溏,或腰膝酸软、小便不利、小腹拘急、面浮肢肿,舌质淡胖,苔白,脉沉细滑。治以温阳化饮,方用金匮肾气丸、苓桂术甘汤加减,两方均能温阳化饮。若食少,痰多,加陈皮、半夏化痰和中;脐下悸,吐涎沫,头昏目眩,可先予五苓散化气行水,待饮退后再以温补脾肾。

六、预后转归

痰饮可由外感或内伤致病。如由外感风寒湿邪所致,只要治疗及时,一般预后较好。若饮邪留伏胸肺,则可变成窠臼,常因遇感引动伏饮,反复难愈。由内伤而致病者多见肺、脾、肾功能失调,不能化气行水,聚津而生痰饮,诸证乃成。饮邪内伏,复感外邪,极易诱发而使病情加重,或为寒热虚实夹杂,若用药得当,能控制证情,预后较好;若饮邪较盛,凌心射肺,则病趋复杂,缠绵难愈,预后较差。若因癥瘕所致者,则病属重笃,预后险恶。

第四章　肢体经络病证

第一节　痹　病

痹即闭阻不通之意,痹病是由外邪侵袭人体,闭阻经络,气血运行不畅,因而引起肌肉、筋骨、关节等处疼痛,酸胀,麻木,重着,屈伸不利,或关节肿大灼热等的病证。

痹病最早见于《素问·痹论》,"所谓痹者,各以其时,重感于风寒湿之气也。"认为风寒湿邪的侵袭,是为痹病的主要原因。《金匮要略·中风历节病》篇的历节,即指痹病一类的疾病。古人关于痹病的分类,广义痹如食痹、水假痹、喉痹、血痹、胸痹、肠痹;狭义痹如五因痹(风、寒、湿、热、顽痹,即行、痛、着、热、顽痹),五体痹(皮、肌、脉、筋、骨痹),五脏痹(心、肝、肺、脾、肾痹)。

现代医学的风湿性关节炎、骨性关节炎、类风湿关节炎、坐骨神经痛、痛风、强直性脊柱炎、肌纤维炎等,以及系统性红斑狼疮、硬皮病、皮肌炎在某些阶段以关节肿痛为主时,可参考本节辨证论治。

一、病因、病机

(一)外邪侵袭

素体虚弱,由于居处潮湿,涉水冒雨,气候剧变,冷热交错等原因。以致风寒湿邪乘虚侵入人体,注于经络,留于关节,使气血痹阻成为痹病。亦有感受风热之邪,与湿相并,而致风湿热合邪为患;或因风寒湿郁久不解,化为湿热,湿热流注关节,浸淫筋骨而发为痹病。

(二)痰瘀互结

痹病日久,正虚邪恋,湿聚为痰,血滞为瘀,痰瘀互结,阻滞经络,可形成痰瘀痹阻,关节疼痛。

(三)肝肾亏虚

素体肝肾亏虚,感受外邪,更易流注筋骨;或痹病日久,邪气留连,气血耗伤,导致肝肾亏虚。痹病至此,病变复杂,常可虚实互见。

从上可知,痹病的发生,是由正气不足,腠理不密,卫外不固,感受风寒湿热之邪,使气血痹阻,关节不利,形成痹病。痹病日久,气滞血瘀,痰浊互结,可使关节畸形;或出现气血不足及肝肾亏虚的症状。

二、诊断与鉴别诊断

(一)诊断

(1)主症:肢体关节、肌肉、筋骨疼痛伴活动障碍。
(2)伴发症:麻木、酸楚、重着、肿胀、发热。
(3)病情与气候变化关系密切。

(二)鉴别诊断

本病主要与痿病相鉴别,详见痿病。

三、辨证论治

(一)辨证要点

痹病的辨证,首应辨清风寒湿痹和热痹。热痹以关节红肿灼热疼痛为特点,风寒湿痹虽有关节酸痛,但无局部红肿灼热。在风寒湿痹中,由于病邪有所偏胜,因而症状亦各有所不同。其风邪胜者为行痹,关节疼痛游走不定;寒气胜者为痛痹,关节疼痛较重而痛有定处;湿气偏胜者为着痹,肢体疼痛重着,肌肤麻木。病程久者,尚应辨认有无气血损伤及脏腑亏虚的证候。

(二)治疗要点

痹病是由于感受风寒湿热所致,故治疗应以祛风、散寒、利湿、清热以及舒筋通络为主要治则。病久不愈,疼痛屡发,体尚实者,应予破滞消瘀,搜剔络道。如病久体虚者,则应培补气血,滋养肝肾,扶正祛邪,标本兼顾。

(三)分证论治

1.风寒湿痹

(1)临床表现:肢体关节疼痛,屈伸不利,疼痛时轻时重,阴雨天甚,或见恶寒发热。若风邪偏胜,则痛处游移;寒邪偏胜,则痛有定处,疼痛较重,遇寒更甚,得热痛减;湿邪偏胜,则痛处重着,麻木不仁,或有肿胀。舌苔薄白或白滑,脉紧或濡缓。

(2)治疗原则:祛风散寒,除湿通络。

(3)代表处方:蠲痹汤。海风藤、桑枝各20 g,独活、羌活、秦艽、当归、川芎、炙甘草、乳香、木香各10 g,桂心6 g。

(4)加减应用:①风邪偏胜者,加防风、白芷各10 g,威灵仙20 g。②寒邪偏胜者,加制川乌、制附子各10 g(先煎),细辛6 g。③湿邪偏胜者,加薏苡仁20 g,苍术、防己各10 g。

2.风湿热痹

(1)临床表现:关节疼痛,不能屈伸,痛处灼热红肿,痛不可触,得冷稍减,可多个关节同时发作,发病较急,兼有身热,汗出,恶风,口渴,烦闷不安,小便短赤,舌苔黄燥,脉滑数。

(2)治疗原则:清热通络,祛风化湿。

(3)代表处方:白虎加桂枝汤。粳米30 g,石膏20 g(先煎),知母、生甘草各10 g,桂枝6 g。

(4)加减应用:①临证时,加金银花藤、薏苡仁、桑枝各20 g,黄柏、连翘、防己各10 g。②皮肤有红斑者,加丹皮、赤芍、地肤子各20 g,以凉血祛风。③舌红少苔,津伤甚者,去桂枝,加沙参、麦冬各20 g,以养阴生津。

3.痰瘀痹阻

(1)临床表现:关节疼痛,反复发作,时轻时重,痛处固定,关节肿大,肤色黯黑,甚至强直变形,屈伸不利,舌质紫,苔白腻,脉细涩。

(2)治疗原则:活血祛瘀,化痰通络。

(3)代表处方:身痛逐瘀汤。秦艽、川芎、桃仁、红花、生甘草、羌活、当归、没药、香附、五灵脂(包煎)各10 g,牛膝20 g,地龙15 g。

(4)加减应用:①临证时,加胆南星、白芥子、法半夏各10 g,以祛痰邪。②疼痛甚者,加乌梢蛇20 g,穿山甲、土鳖虫各10 g,全蝎5 g,以搜风通络。

4.气血虚痹

(1)临床表现:关节疼痛,腰膝酸痛,反复发作,疼痛时轻时重,屈伸不利,或麻木不仁,面色不华,形体消瘦,倦怠乏力,舌质淡,脉沉细。

(2)治疗原则:祛风湿,补气血,益肝肾。

(3)代表处方:独活寄生汤。杜仲、茯苓、牛膝各20 g,桑寄生15 g,秦艽、防风、当归、芍药、独活、川芎、干地黄、人参、生甘草各10 g,细辛、桂心各6 g。

（4）加减应用：①如痹病日久，内舍于心，症见心悸、气短，动则尤甚，脉虚数或结代者，治宜益气养心，温阳通脉，用炙甘草汤加减。②本证以气虚血亏为主，故亦可用八珍汤加乌蛇、络石藤、狗脊各 20 g，豨莶草、秦艽各 10 g，以活络导滞，通经，宣痹止痛。

四、其他疗法

（一）单方验方

（1）鸡血藤、海风藤、桂枝各 9 g，每天 1 剂，水煎服，适用于风寒痹痛。

（2）苍术、独活各 9 g，每天 1 剂，水煎服，适用于风湿痹痛。

（3）老鹳草 30 g，木瓜 12 g，当归 9 g，白酒 500 mL，药泡酒中，7 天后即可饮用，每次 30 mL，每天 3 次，适用于久痹者。

（二）中成药疗法

行痹，可选用追风透骨丸、风湿骨痛丸；痛痹可用大活络丸、舒筋活络丸；着痹为主者，可用木瓜丸、寒热痹胶囊；热痹可选四妙丸、湿热痹胶囊；久痹可选用健步丸、虎潜丸等。

（三）外擦法

可选用风湿酒、雷公藤风湿药酒等外搽。

（四）外贴法

可选伤湿止痛膏、麝香风湿止痛膏、精制狗皮膏、青海麝香膏等外贴痛处。

（五）饮食疗法

（1）粳米 60 g，生薏苡仁、莲子、芡实各 20 g，共煮稀饭，每天 1 次，温服，适用于着痹为主者。

（2）粳米 60 g，乌豆 20 g，红糖适量，共煮稀饭，每天 1 次，温服，适用于久痹气血虚弱者。

（3）胡椒 40 g，蛇肉 250 g，同炖汤，调味服食，每天 1 次，连服数次，适用于风痹为主者。

（4）瘦猪肉 100 g，辣椒根 90 g，生姜 50 g，共煮汤，调味后服食，连服数次，适用于寒痹为主者。

第二节 痿 病

痿病是指脏腑内伤,肢体筋脉失养,而致肢体筋脉弛缓,软弱无力,日久不用,甚则肌肉萎缩或瘫痪为主要临床表现的一种病证。临床上尤以下肢痿弱较为多见,故称"痿躄""痿"是指肢体痿弱不用,"躄"是指下肢软弱无力,不能步履之意。

一、病因、病机

痿病的发病原因不外感受温热邪气或湿热邪气,跌仆损伤,内伤情志,劳倦色欲,久病耗损等,致使内脏精气损伤肢体筋脉失养而发病。其病位在肢体筋脉,涉及脏腑以肺、脾胃、肝肾为主。

(一)肺热津伤,津液不布

肺为娇脏,喜润恶燥。外感温热邪毒,上犯于肺,或病后邪热未尽,肺津耗伤,"肺热叶焦",不能布送津液濡润五脏,濡养肢体,遂致四肢筋脉痿弱不用。或因五志失调,郁而化火,肾虚水不制火,火灼肺金,肺失治节,不能通调津液以溉五脏,脏气伤则肢体失养而成痿。

(二)湿热浸淫,气血不运

久处湿地,或涉水冒雨,外感湿邪,留滞经络,郁而化热;或过食肥甘辛辣,长期饮酒,损伤脾运,湿热内生;湿热浸淫筋脉,气血营运受阻,筋脉肌肉失于濡养而弛缓不收,发为痿病。

(三)脾胃亏虚,精微不输

脾胃为后天之本,气血生化之源。素体脾胃虚弱,或久病中气受损,或思虑劳倦,饮食不节,损伤脾胃,则受纳、运化、输布功能失常,导致气血津液生化之源不足,不能正常输布精微以荣五脏、四肢、筋脉、肌肉,发为痿病。

(四)肝肾亏损,髓枯筋痿

平素肾虚,或久病损肾,或房劳过度,乘醉入房,精损难复,或劳役太过,罢极本伤,阴精亏损,水亏火旺,筋脉失养,渐成痿证。此外,脾虚湿热不化,流注于下,久则损伤肝肾,致筋骨失养而成痿病。

(五)痰瘀阻络,筋脉失养

外伤跌仆,瘀血内停;或久病入络,痰瘀交结;经脉瘀阻,气血运行不畅;或嗜食肥甘,过食辛辣,或长期嗜酒,损伤脾胃,脾失健运,痰湿内生,壅塞脉络,气血运行不畅,滞缓为瘀,痰瘀互结,脉络痹阻,肢体筋脉失于气血荣养而成痿。

二、诊断要点

(1)以下肢或上肢、一侧或双侧筋脉弛缓,痿软无力,甚至瘫痪日久,肌肉萎缩为主症。

(2)具有感受外邪与内伤积损的病因,有缓慢起病的病史,也有突然发病者。

三、类证鉴别

(一)痹病

痹病后期,由于肢体关节疼痛,不能活动,长期失用,以致肌肉松弛萎缩,类似痿病,但以肢体关节疼痛为其特征;痿病肢体痿弱无力,肢体关节一般无疼痛。

(二)偏枯

偏枯又称半身不遂,表现为一侧上下肢体不能随意运动,或左或右,日久患肢肌肉亦可萎缩瘦削,类似痿病,但偏枯由中风病所致,起病急骤,一侧肢体偏瘫废用,可伴有言语謇涩、口舌㖞斜。痿病为四肢痿弱不用,尤以双下肢痿弱不用多见。

四、辨证论治

(一)辨证要点

1.辨虚实

凡起病急,发展快,病程短,肢体力弱,或拘急麻木,肌肉萎缩不明显者,属肺热津伤或湿热浸淫之实证;凡病程较长,病情渐进发展,肢体弛缓,肌肉萎缩明显,多属脾胃肝肾亏损之虚证。

2.辨病位

有在肺、脾胃,肝肾之不同。凡病起发热、咽干、呛咳,或热病后出现肢体痿软不用者,病位多在肺;若四肢痿软,食少,便溏,腹胀,病位多在脾胃;若下肢痿软无力,甚则不能站立,兼见腰脊酸软,头晕耳鸣,或月经不调者,病位多在肝肾。

(二)治疗原则

痿病的治疗,历代医家多遵"治痿独取阳明"之说,其含义有二:一则补益后天,即益胃养阴,健脾益气;二则清阳明之热邪。肺之津液来源于脾胃,肝肾之精血亦有赖于脾胃的生化。若脾胃虚弱,受纳运化功能失常,津液精血生化之源不足,肌肉筋脉失养,则肢体痿软,不易恢复。所以脾胃功能健旺,气血津液充足,脏腑功能转旺,有利于痿病恢复。故临床以调理脾胃为原则,但亦不能拘泥于此,仍需辨证论治。

痿病不可妄用风药,是治痿的另一原则。治风之剂,皆发散风邪,开通腠理,若误用,阴血愈燥,痿病加重,酿成坏病。

诸痿日久,皆可累及肝肾,故重视补益肝肾为治痿的又一原则。朱丹溪提出"泻南方、补北方",即补肾清热的治疗方法,适用于肝肾阴虚有热者。

(三)分证论治

1.肺热津伤

证候:病起发热,或热退后突然出现肢体软弱无力,咽干呛咳。皮肤干燥,心烦口渴,小便黄少,大便干燥,舌质红,苔黄,脉细数。

治法:清热润肺,濡养筋脉。

方药:清燥救肺汤加减。若身热退净,食欲减退,口燥咽干较甚者,证属肺胃阴伤,宜用益胃汤加薏苡仁、山药、谷芽之类益胃生津。

2.湿热浸淫

证候:四肢痿软,肢体困重,足胫热蒸,尿短赤涩。发热,胸闷脘痞,肢体麻木、微肿。舌质红,苔黄腻,脉濡数。

治法:清热利湿,通利筋脉。

方药:加味二妙散化裁。

3.脾胃亏虚

证候:肢体痿软无力,食少,便溏。腹胀,面浮,面色不华,气短,神疲乏力。舌质淡,苔薄,脉细弱。

治法:补脾益气,健运升清。

方药:参苓白术散加减。若肥人痰多,可用六君子汤补脾化痰。中气不足,可用补中益气汤。

4.肝肾亏损

证候:起病缓慢,下肢痿软无力,腰脊酸软,不能久立。下肢痿软,甚则步履全废,腿胫大肉渐脱,目眩发落,耳鸣咽干,遗精或遗尿,或见妇女月经不调,舌质红,少苔,脉细数。

治法:补益肝肾,滋阴清热。

方药:虎潜丸加减。

第三节　痉　证

痉证是以颈项强急,四肢抽搐,甚至口噤、角弓反张为主要临床表现的病证。痉可出现在多种疾病中,也可见于同一疾病的不同阶段,它不是一种独立的疾病,实属病中之证,故本书采用痉证为名。痉证可见于外感病,亦可出现在内伤杂病中。

一、病因、病机

风、寒、湿、痰、瘀阻滞脉络,心、肝、胃、肠热邪炽盛,或阴虚血少,元气亏损,筋脉失濡,均可导致本证的发生。

(一)外邪侵袭

感受淫邪是导致部分痉证的原发病因。古人虽有"六气为患,皆足以致痉"之说,但证之临床,以风寒湿邪杂感及湿热病邪、温热病邪(含疫病之气)致痉者居多。风寒湿热等邪侵袭人体,壅滞经络,气血运行不利,筋脉拘急成痉。如《金匮要略方论本义·痉病总论》指出:"脉者人之正气、正血所行之道路也,杂错乎邪风、邪湿、邪寒,则脉行之道路必阻塞壅滞,而拘急蜷挛之证见矣。"

(二)内伤致痉

凡能耗损人体气血阴阳,以致筋脉失养的因素,或素体气虚血弱都是痉证的内伤病因。如火热内盛,或误用或过用汗、吐、下之法,耗劫津液,久病气血阴阳损伤较甚,产后或外伤失血过多,疮家血随脓出,或因饮食劳倦,化源不足,或因五志七情失度而致气血暗耗等,都属内伤致痉的原发病因。

1.火热内盛

外感温热时邪,或寒邪郁而化热,邪热入里,消灼阴津,筋脉失于濡养,引起痉证;或热病邪入营血,劫液动风,引发本证。如《临证指南医案·痉证》篇所说:

"五液劫尽,阳气与内风鸱张,遂变为痉。"

2.痰火发痉

素有伏痰郁火,又触感风邪,或骤然暴怒,痰火阻闭,而成痉证。

3.汗下致痉

热病伤阴,又发汗攻下太过,复伤津液,特别是误发疮家之汗,最易致痉。

4.血枯致痉

素体气血亏虚,或因亡血失液,或因产后血少,阴液不营养筋脉,或更复感风邪,更易燥化致痉。

5.痰瘀内阻

由于素体脾虚不能运化水湿,或肝火熬煎津液,以致湿浊积聚而成;或因久病体虚,气血耗伤,气虚无力运血,以致血行不畅,渐而血积成瘀,由于痰瘀内阻,筋脉失去濡养而致发痉。

痉证病在筋脉,属肝所主。筋脉有约束、联系和保护骨节肌肉的作用,其依赖肝血的濡养,保持刚劲柔韧相兼之性。如阴血不足,肝失濡养,筋脉刚劲大过,失却柔和之性,则发为痉证。《景岳全书·痉证》篇说:"痉之为病……其病在筋脉,筋脉拘急,所以反张。"其病因虽有外感、内伤之别,但病理变化主要在于阴虚血少,筋脉失养,故《医学原理·痉门论》认为,痉证"虽有数因不同,其于津血有亏,无以滋荣经脉则一。"

由于经脉是人体气血运行之通路,若外邪侵袭,络脉、经脉为之壅塞,气血不能正常运行敷布,筋失濡润,导致颈项强急、肢体抽搐等症。若里热炽盛,上犯神明,横窜于肝,消津灼液,筋脉失于濡养,也因而发痉。此时,虽有阴精亏损,但重在热邪鸱张,故病性仍属热偏实。其中肝为藏血之脏,主筋,血热横窜筋脉,上扰元神,则手足躁扰,肢体抽搐,颈项强急,角弓反张,口噤神迷;或阳明气分热邪弥漫或热结肠道,邪热上犯神明,下消阴液,筋脉拘急而发痉;或心营热盛,内陷心包,上扰清窍,逆乱神明,毒瘀交结,闭塞经脉,而发为痉证。

另外,素体气血虚弱,或久病损伤,或因亡血,或汗下太过,以致气血两虚,筋脉失濡,从而发痉;或温病邪热久羁,灼伤真阴,筋失所养,筋燥而急,故见时时发痉,手足蠕动,病性属虚。

至于痰浊,盖由脾虚不能运化水湿,肝火熬煎津液,肺气失于宣肃等因,以致湿浊积聚而成。痰性黏稠,侵入经隧,气血运行之路为之而堵,壅塞不通;或因久病体虚,气血耗伤,气虚无力运血,以致血行不畅,渐而血积成瘀,由于痰瘀内阻,筋脉失去濡养而致发痉。诚如《医学原理》所云:"是以有气血不能引导,津液无以养筋脉而致者；有因痰火壅塞经隧，以致津血不荣者"，即为此意。临床外感与内伤两种因素又可兼夹。或先有内伤复加外感，或外感后又遇误治损伤，则更易发病。此时，外感、内伤又可互为诱发因素，如《金匮要略·妇人产后病脉证并治》所举新产血虚、汗出中风病证，即属此类。

二、诊断

(1)痉证发病前可有乏力、头晕、头痛、烦躁不安、呵欠频频等前驱症状。

(2)患者颈项强直，其头后仰，不能做点头运动。出现角弓反张时，可见患者的头及足后屈，腰部前凸，形成背弓状。

(3)四肢抽搐时，患者的肢体可出现屈膝、屈肘、半握拳等姿态，屈伸交替，幅度大小不等。但比颤抖为甚，频率亦可有快慢之别，一般以频抽为多见。

(4)痉证大多伴有口噤，上下两排牙齿紧紧相抵，难以启开，甚至咬破舌体。

(5)痉证发作时，若不用药物治疗，一般常难以自行缓解。

三、病证鉴别

痉证在临床上当与痫证、中风、厥证、颤振、子痫等病证相鉴别。

(一)痫证

痫证为一发作性的神志异常疾病，发作时常兼见筋脉拘急、四肢抽搐等症状。两者鉴别的要点：一是痫证呈发作性，且有以往病史可查，而痉证则常无类似发作病史；二是痫证发病，片刻即可自行恢复，一如常人，痉证若不经治疗一般不会自行恢复，即使暂时缓解，亦多有头痛，发热等症状存在；三是痫证在发病时，常发出号叫，声如猪羊，口吐涎沫，而痉证无此相伴症状。

(二)中风

中风有时可出现筋脉拘急强痉之症状，但常以口眼㖞斜、半身不遂为主症，且留有语言謇涩、举步维艰等后遗症，发病者多以中老年为多；痉证则以四肢拘急、角弓反张为主症，治愈后一般无后遗症，不论男女老幼均能发病。

(三)厥证

厥证是由于人体气机逆乱，阴阳之气不相衔接而致突然昏仆，不省人事，以四肢逆冷为主症，无项背强急、四肢抽搐等表现；痉证由于筋脉失去濡养而致病，是以角弓反张，筋脉拘急为临床主症，一静一动可予分辨。

(四)颤振

颤振是头部或上、下肢不由自主地抖动，其特征是动作较慢，幅度较小，抽动较轻,且不停地发作,于入眠后即可停止;痉证则四肢抽搐的动作幅度较大,力量较猛,即使在昏迷状态中,仍可抽搐不止。

(五)子痫

子痫是当妊娠六七月后,或正值分娩时,忽然眩晕倒仆,昏不知人,四肢抽搐,牙关紧闭,目睛直视,口吐白沫,片刻自醒,醒后又发。其鉴别要点:子痫是在妇女妊娠期中发生的病证,而且一般先有头晕目眩、下肢水肿等症状。

在中医学的某些书籍中,尚载有"瘛疭"一证,其以抽搐为主症。如《张氏医通·瘛疭》说:"瘛者,筋脉拘急者;疭者,筋脉弛纵也,俗谓之搐。"临床上,本证很少单独出现,多是痉证的表现之一,名异实同。

四、辨证

(一)辨证要点

1.辨外感与外伤

外感发痉,为风、寒、湿邪壅滞经络,气血运行不畅,筋脉失养所致,故起病多急骤,同时伴见恶寒、发热、脉浮等外感表证;内伤发痉,系因久病体虚,气血耗伤,或产后血亏,或误下、误汗,痰瘀内阻所致,病多渐起,病情缓慢,可同时兼有内伤之证。

2.辨刚痉与柔痉

刚痉和柔痉均为外感痉证,区分的依据主要根据其感受外邪之偏盛及有无汗出而定。刚痉者,以感受寒邪为主,临床症状以发热、恶寒、无汗、脉浮紧表实证为主;柔痉者,则以感受风邪偏重,兼见发热、不恶寒、汗出、脉沉细而迟等表虚证。

3.辨虚证与实证

从病情分辨,如见四肢抽搐有力、牙关紧闭、谵语昏狂、舌红、脉弦数等症者为实证;若手足蠕动、神昏气竭、脉细数或虚而无力,为虚证。从病因分辨,外因风、寒、湿邪浸淫筋脉或痰瘀内阻而致痉者,多为实证:因耗伤津液,损伤气血而致不能荣养筋脉者为虚证。从病机分辨,太阳刚痉为表实证,太阳柔痉为表虚证。

4.辨血虚与血瘀

血虚和血瘀同为痉证的致病因素,但有本质区别。因血虚不能濡养筋脉而致痉者,多见于体质虚弱,并常见头昏目眩、唇甲淡白、面色无华、手足麻木等症;血瘀致痉者,多见于病前有剧烈头痛,痛如锥刺,且痛处固定不移,常兼见肌肤粗

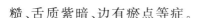

糙、舌质紫暗、边有瘀点等症。

(二)辨证候

对于痉证的辨证分型,历代医家各抒己见,论述颇多,至清代,吴鞠通把痉证分为寒痉、风温痉、温热痉、暑痉、燥痉、湿痉、内伤饮食痉、客忤痉和本脏百病痉九种,似可认为是从《黄帝内经》《金匮要略》以来,对痉证一次较全面的概括。临床主要分为外感与内伤两大类,再根据其病邪及脏腑病变予以区分,分述如下。

1.外感痉证

(1)寒邪外侵证:四肢挛急抽搐,口噤不得语,项背强直,角弓反张,伴有发热,恶寒,头痛,无汗,舌苔薄白,脉浮紧。

病机:寒为阴邪,易伤阳气,经脉为寒邪所客,气血运行迟缓,泣而不行,筋脉失去荣养而见项背强直,四肢抽搐,甚至角弓反张;寒性凝滞,脑络为之闭阻,脑气不通,故而头痛;寒主收引,故见四肢挛急,口噤不开而不得言语,毛窍腠理闭塞,卫阳被郁不得宣泄,故见发热,恶寒,无汗;舌苔薄白,脉浮紧,均为寒邪外束之表实证象。

(2)风邪外侵证:颈部牵掣或突发角弓反张,全身筋脉频繁抽搐,甚至口噤,伴有发热,不恶寒或微恶寒,汗出,头项强痛,舌苔薄白,脉沉细而迟。

病机:风为阳邪,其性开泄,致使汗出津伤,筋脉失去濡养;风性向上,易袭阳位,头为诸阳之会,可见头项强痛,颈部牵掣;风性主动,故全身筋脉抽搐频繁,甚至口噤,角弓反张;风邪袭表,营卫不和,犯表而使腠理开泄,故见发热汗出而不恶寒之表证;然其脉反沉细而迟,此乃风邪淫于外而津液伤于内之故也。

(3)湿邪外侵证:项背强直,不易转侧,或见角弓反张,肢体沉重,筋脉拘急难举,甚至口噤,伴头昏头痛,其痛如裹,发热不高,恶寒较轻,舌苔白腻,脉浮缓濡。

病机。经曰:诸痉项强,皆属于湿。湿性重着,其性黏滞;犯表入隧,阻于经络,气血难以运行,筋脉失其所养,故项背强直,筋脉拘急;湿性重着,故项强难以转侧,四肢沉重难举;湿邪袭卫,营卫不和,然湿为阴邪,故虽发热恶寒并见,但均不明显;湿为阴邪,阻碍气机,故头痛如裹;苔白腻,脉浮缓濡,均为湿邪束表之候。

2.内伤痉证

(1)阳明燥结证:项背强急,肌肤燥热,手足挛急,甚至口噤,唇燥起皱,角弓反张,伴壮热,大渴不止,烦躁不安,腹部胀满,大便秘结,舌质红,苔黄糙,脉见洪数欠畅。

病机:阳明为多气多血之经,邪热不解,传入阳明,邪热郁蒸,故发壮热;火热伤津,故见渴饮;阴津大伤,筋脉失养,致使项背强急,手足挛缩;肌肤燥热则是阳明燥结之征,此乃"燥胜则干"之故;腑气不通,故腹胀而便秘干结;脑神失之濡养又被燥邪所扰,故烦躁不安;舌质红,苔黄糙,脉洪数欠畅,均为燥结阳明之征象。

(2)肝热风动证:目斜上视,口噤啮齿,手足躁动,甚至项背强急,角弓反张,四肢抽搐,伴高热,额顶胀痛,急躁易怒,舌绛少苔,脉弦数。

病机:肝经热盛,热极生风,风动则木摇,筋为肝所主,今风阳妄动又系肝热灼津,故见口噤齘齿,手足躁动,甚则项背强急,角弓反张;两目为肝之外窍,额顶为肝经所主,风火相煽,上扰头目脑神,故见高热,额顶胀痛,目斜上视,急躁易怒;肝体阴而用阳,肝热耗损肝阴,故见舌绛少苔;脉来弦数则为肝经热盛之候。

(3)心营热盛证:高热不退,神志昏愦,谵语不止,项背强直,四肢抽搐,甚至口噤,角弓反张,舌质红绛,脉细数。

病机:邪热内陷心营,热扰脑神,故见高热神昏,谵语不止;筋脉因热邪伤津耗液而失之濡养,故见项背强急,四肢抽动,甚至口噤,角弓反张;舌为心之苗,脉为心所主,心阴耗伤,故见舌质红绛,脉呈细数。

(4)气血亏虚证:项背强急,四肢抽搐,但见抽动频幅较小,频率亦缓,可有口噤,兼见头目昏眩,神疲乏力,少气懒言,自汗津津,面色苍白,唇甲无华,舌质淡红,脉象弦细。

病机:因素体虚弱,或失血,汗下太过后,气血两虚,不能荣养筋脉,故而项背强急,四肢抽搐,或见口噤;但因气血已耗,又无燥热之邪,故抽搐频率缓,频幅小,与实证有异;血虚不能上奉于脑,髓海空虚,故头目昏眩;气血不足,不能充养人体,故见神疲乏力,少气懒言;气虚外卫不固而自汗津津;血虚不荣,故面色苍白,唇甲无华;舌质淡红,脉弦细,均为气血亏虚之征。

(5)痰瘀内阻证:头痛昏蒙或刺痛,痛有定处,痛如锥刺,项背强急,四肢抽搐,甚至角弓反张,伴有胸脘满闷,呕恶痰涎,舌质紫暗,边有瘀斑,舌苔白腻,脉细涩或滑。

病机:瘀血、痰浊阻于头部,上蒙清窍,经络阻塞,清阳不升,故见头痛昏蒙或刺痛;痛有定处为瘀血之特征;痰浊阻滞胸脘,故胸脘满闷,呕恶痰涎;痰瘀阻滞经脉,气血通行受阻,筋脉失养,故项背强直,四肢抽搐;舌质紫暗,舌苔白腻,脉滑或细涩,均为痰湿内阻之象。

五、治疗

(一)治疗要点

痉证主要分外感致痉和内伤致痉两大方面,因此在治疗前须分清孰内孰外。

外感致痉者,当以祛邪为主,宜祛风、散寒、除湿;内伤致痉者,多扶正为主,宜益气温阳,滋阴养血,化痰通络。

痉证是由多种原因引起,通常在治疗时,只要审证求因,消除致痉因素,从本论治,则痉证自然缓解。但痉证病发突然,抽搐明显,患者十分痛苦,或当病证出现危候时,则宜急则治其标,首选解痉定搐之药控制症状,然后再缓图其本,临床上一般以标本兼顾之法为常用。

(二)分证论治

1.寒邪外侵证

治法:散寒解肌,和营柔脉。

方药:葛根汤加减。本方祛风散寒,发汗而不伤津液,散中有收,刚中有柔,切合病机,故为治疗刚痉之主方。

药用葛根为君,既可发汗解表以祛外邪,又能升脾胃清阳而输布津液,且能生津养液而濡养筋脉,诚为祛风解痉之要药。表实寒重,故以麻黄为臣加强散寒解表之力,佐以桂枝,不仅配麻黄以发汗,尤可调和营卫,使邪气一去,表气自和;为恐过汗伤津,故又佐以芍药甘酸敛阴和营,既缓发汗之力,更能荣筋缓急,与桂枝相配,调和营卫功能益著;生姜、大枣调脾胃,和众药。

若风寒痹阻经脉,周身酸楚疼痛,加秦艽、羌活通络止痛;风邪上扰,头痛甚者,可加川芎、僵蚕息风止痛。

2.风邪外侵证

治法:祛风和营,养津舒筋。

方药:瓜蒌桂枝汤加减。本方调和营卫,润燥柔筋,为治疗柔痉之主方。

药用天花粉、桂枝、白芍、生姜、大枣、甘草,本方即桂枝汤加天花粉而成。缘于风邪外客,营卫失和,以桂枝汤治之甚为合拍,然纵观颈项强急,全身筋脉拘挛之症,是为风邪外袭,经络受阻,复因表虚有汗,阴津有损,筋脉不得濡润之故,此又非桂枝汤所胜任,故而方中加入天花粉,并以此为主药,既能润燥生津,又善通行经络,故成无己称,"加之则津液通行。"

若风邪较甚,可酌加防风以加强祛风之力;若抽搐频繁不止,可加僵蚕、全蝎以息风定痉。

3.湿邪致痉证

治法:祛湿和营,通经柔脉。

方药:羌活胜湿汤。本方祛风散寒,燥湿和营,用于湿邪在表,项背强直,肢体酸重,苔腻,脉浮者。

药用羌、独二活为君,羌活入太阳经,主祛上部之风湿,《日华子本草》谓其"治筋骨拘挛",独活祛下部之风湿,二者合用,能散周身之风湿,舒利筋脉而通气血;以防风、藁本为臣,祛太阳经风湿,且止头痛;川芎为血中之气药,通利血气,亦能祛风止痛;甘草调和诸药为使。

若湿邪偏甚,下肢水肿者,可加车前草、木通以渗其湿;若湿邪郁遏,渐趋化热,当加薏苡仁、威灵仙以健脾清热,利湿通络。

4.阳明燥结证

治法:清热泻火,增液养筋。

方药:增液承气汤加减。本方滋阴润燥通便,用于高热、神昏、项背强直,甚至角弓反张、腹胀、便秘、苔黄腻而干、脉弦数者。

药用玄参、麦冬、生地黄为主滋阴增液,使阴液平复,润燥滑肠;大黄、芒硝泻热通下,软坚润燥,是以祛邪热而不伤阴液,津液来复则痉证得以缓解。

若见烦躁不安甚者,可加黄连、栀子以清其热;若腹部胀满痛甚者,酌加枳实、厚朴以加强通腑之力。

5.肝热风动证

治法:清热凉肝,息风镇痉。

方药:羚角钩藤汤。本方凉肝息风,清热透窍,用于高热、抽搐、神志昏迷、角弓反张、舌质红绛、苔黄燥、脉滑数者。

药用羚羊角、钩藤为君药,凉肝息风,清热解痉;取菊花、桑叶为臣,以加强息风之效;用生地黄、白芍养阴增液,以补热灼耗伤之阴液,以柔肝舒筋;基于热邪可灼津为痰,故用鲜竹茹、浙贝母清化热痰,以杜痰蒙脑窍之患,以茯神宁脑安神为佐,均为清脑宁神所设;生草调和诸药为使,与白芍相配,则甘酸化阴,可舒筋缓急。

若肝阳上亢,可酌加石决明、龙骨、牡蛎潜镇宁脑;若兼口苦,可加龙胆草以泻肝热。

6.心营热盛证

治法:清心凉营,开窍止痉。

方药:以清营汤为主方送服安宫牛黄丸。清营汤清热凉血,可使火热入营之邪,透出气分而解,为治邪热内传营阴之证之主方。安宫牛黄丸专为热邪内陷心包,痰热壅闭脑窍而设,为清热开窍之重要方剂,与清营汤相配更加强开窍镇痉之功效。其中清营汤以清热凉血,气血两清为主;安宫牛黄丸重在清热开窍,化痰息风。

药用犀角(用代用品)咸寒,生地黄甘寒,以清营凉血为君,此为遵"热淫于内,治以咸寒,佐以甘苦"之经旨所配。元参、麦冬配生地黄养阴增液清热为臣,佐以金银花、连翘心、黄连、竹叶心清心经之热毒以透邪热,使入营之邪,透出气分而解。热入营血,瘀热相结,故配丹参活血以消瘀热。送服安宫牛黄丸清热开窍,凉血息风。

若见大便秘结者,可酌加大黄以引热势下趋;心经热甚者,可加栀子以清心解毒。

7.气血亏虚证

治法:养血益气,柔筋缓痉。

方药:八珍汤加减。本方气血双补,滋液息风,用于项背强急,四肢抽搐,神疲乏力,少气懒言,面色苍白,唇甲无华,舌质淡红,脉象弦细者。

药用当归补血活血,人参大补元气,健脾养胃,为君药。熟地以补血为主,川芎入血分,理血中之气,芍药敛阴养血,白术健脾益气燥湿,茯苓甘淡渗湿健脾,炙甘草甘温调中,共为辅佐药。诸药配合,使血得气之助而充盈,气得血滋助更旺盛,共收气血双补之功。为解除患者抽搐之苦,可酌加钩藤、天麻等药以加强息风定痉之力。

若气血不畅,手足麻木,酌加鸡血藤、路路通活血通络;若脾失健运,纳差食少,加陈皮、炒谷麦芽。

8.痰瘀内阻证

治法:导痰化瘀,通窍止痉。

方药:导痰汤合通窍活血汤加减。导痰汤健脾燥湿,化痰开窍,用于头痛昏蒙,项背强急,四肢抽搐,甚至角弓反张,伴有胸脘满闷,呕恶痰涎,舌苔白腻,脉细滑者。通窍活血汤活血通络,祛瘀开窍,用于头痛如刺,痛有定处,痛如锥刺,项背强急,四肢抽搐,甚至角弓反张,舌质紫暗,边有瘀斑,脉细涩者。两方均以祛邪开窍为主,但前者之治重在痰浊壅盛,病在气分;后者重在瘀血阻窍,病在血分。

药用半夏性温,健脾化痰祛湿,赤芍活血化瘀,共为导痰化瘀之主药。佐以橘红理气化痰,使气顺而痰消。茯苓健脾渗湿,湿去脾旺,痰无由生。胆星化痰镇惊,主治四肢抽搐。川芎、桃仁、红花活血化瘀而养血。甘草调和诸药。

若寒痰壅盛可加姜汁,火痰加青黛,燥痰加瓜蒌、杏仁,老痰加海浮石;若兼有气滞,胸闷腹胀者,可加制香附、陈皮、路路通。

133

(三)单方验方

(1)蚯蚓5~10条,洗净捣烂,白糖浸泡,取糖水内服,有退热止痉之功。

(2)蜈蚣(或全蝎)3~5条,煎服,可止痉。

(3)取活蚌一个,银簪脚拨开,滴入姜汁,将蚌仰天片刻,即有水出,用瓷杯盛之,隔汤炖熟,灌下可止痉。

(4)荆芥穗不拘多少,微炒为末,每服9~15g,以大豆黄卷炒,以热酒汰之,去豆黄卷,用汁调下,治新产血虚发痉,汗后中风,其效如神,方名卿举古拜散。

(5)伸筋草、透骨草各30g,干姜数片,煎水,熏蒸及浸泡,治肢体挛缩。

(6)清热镇痉散:羚羊角30g,白僵蚕24g,蝎尾18g,蜈蚣、雄黄、琥珀、天竺黄各12g,朱砂、牛黄各6g,麝香2g,共研细末。每次服3g。对温热内闭、神昏谵语、颈项强直、牙关紧闭、手足抽搐等症有效。

(7)生槐枝25g,蝉蜕15g,金银花30g,钩藤15g,金刚藤60g,水煎服,每天3次。

(8)以井底泥敷上腹部,磨羚羊角冲服止痉散或紫雪丹等,治疗高热抽搐。

(9)白虎汤加蜈蚣,有学者用以治小儿温病发痉。兼惊者加朱砂、铁锈水、生龙骨、生牡蛎等;热者加羚羊角、青黛;痰盛者加菖蒲、胆南星;有风者加全蝎、僵蚕。

(10)防风当归饮:治发汗过多,发热头摇,口噤反张,具祛风养血之功。药用防风、当归、川芎、生地黄等分,水煎服。

(四)中成药

1.牛黄清热散

功能与主治:清热镇惊。用于温邪入里引起高热惊厥,四肢抽动,烦躁不安,痰浊壅塞等症。

用法与用量:口服,一次1.5g,一天3次,小儿酌减。

2.万氏牛黄清心丸

功能与主治:清热解毒,豁痰开窍,镇惊安神。用于邪热内闭,烦躁不安,四肢抽搐,神昏谵语,小儿高热惊厥。

用法与用量:口服,一次1丸,一天2~3次。

注意事项:孕妇慎服。感冒发热等表证未解时不宜用,以防引表邪内陷。

3.紫雪丹

功能与主治:清热解毒,镇痉开窍。主治温热病之神昏谵语,高热抽搐。

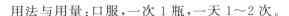

用法与用量:口服,一次 1 瓶,一天 1～2 次。

4.安脑丸

功能与主治:醒脑安神,清热解毒,镇痉息风。主治实热所致的高热神昏,头痛眩晕,抽搐痉厥,中风窍闭。

用法与用量:口服,一次 1～2 丸,一天 2 次,小儿酌减。

5.万应锭

功能与主治:清热化痰,镇惊开窍。主治惊风,昏迷,痰多气急,烦躁。

用法与用量:口服,一次 2～4 粒,一天 1～2 次,3 岁以内酌减,孕妇忌服。

6.羚羊散

功能与主治:平肝息风,清热解毒,镇惊安神。用于热病高热,神昏,谵语,头痛眩晕。

用法与用量:散剂。口服,一次 0.6～1.0 g,一天 2 次。

7.清热镇惊散

功能与主治:清热解痉,镇惊息风。用于高热急惊,烦躁不安,气促痰滞,手足抽搐。

用法与用量:散剂。口服,一次 1 g,一天 2 次。

8.牛黄宁宫片

功能与主治:清热解毒,镇静安神,息风止惊。用于高热昏迷,惊风抽搐,及头痛,眩晕,失眠等症。

用法与用量:片剂。口服,一次 6 片,一天 3 次。

9.抗热镇痉丸

功能与主治:清心涤痰,凉营息风。用于湿温暑疫,高热不退,惊厥昏狂,谵语发狂。

用法与用量:蜜丸。口服,一次 1 丸,一天 2 次,用温开水化服。

10.解毒清心丸

功能与主治:清热解毒凉血,化浊开窍。用于瘟疫热邪引起的高热不退,惊厥神昏,谵语发狂,口糜咽烂及斑疹毒盛等症。

用法与用量:糊丸。口服,一次 3 g,一天 2 次,3 岁以下小儿酌减。

(五)其他疗法

1.针灸疗法

止痉可针刺人中、涌泉、十宣、大椎、合谷、阳陵泉等穴,强刺激。热盛发痉取穴大椎、阳陵泉,俱用泻法,留针;少商、委中,均以三棱针刺血。血虚致痉取穴命门、肝俞、脾俞,用补法,风府、后溪,宜用泻法。热入营血者取穴曲泽、劳宫、委中、十宣、行间,热甚者配大椎,神昏者配水沟,以毫针刺,用泻法,或在十宣穴上放血。

2.外治疗法

(1)南星、半夏、地龙,三药共为细末,用姜汁、薄荷汁调搽劳宫、委中、涌泉穴。

(2)雄黄15 g,巴豆(不去油)15 g,砂仁1.5 g,五灵脂9 g,银砂4.5 g,蓖麻油1.5 g,蜜香0.9 g,诸药为粉,以油脂调膏,名曰"吕祖一枝梅"。将药膏做成豆大饼状,外敷在前额、印堂穴处,并记载所需时间,大抵为一炷香,同时观察贴药处情况。若有红斑晕色,肿起飞散现象,为"红霞捧飞",为好现象,示预后良好;若该处不红肿,为"白云漫野",示预后不良。成人每次可用3～4.5 g。一般1次即可,如1次不愈,可2～3次,无效不可再敷。

第四节 麻 木

麻木是指肌肤、肢体发麻,甚或全然不知痛痒的一类疾患。多因气虚失运、血虚不荣、风湿痹阻、痰瘀阻滞所致。

现代医学中的多种结缔组织病,如类风湿关节炎、结节性多动脉炎、硬皮病以及营养障碍性疾病,如脚气病等均可参照本节内容辨证治疗。

一、病因、病机

麻木一证属气血的病变。临床上常见正虚邪实、虚实夹杂的复杂病理变化。

(一)气虚失运

饮食劳倦,损伤中气;或房事不节,精亏气少均可引起气虚。气虚则卫外失固易致邪侵,气虚则无力推动血的运行,经脉、肌肤得不到气血的温煦与濡养,所以出现麻木的症状。

(二)血虚不荣

素体血虚,或产后、病中失血伤津,或久病慢性失血,是引起血虚的直接原因。血虚则经脉空虚,皮毛肌肉失养,因而出现麻木感。由于气血相依,血虚则

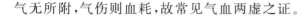

气无所附,气伤则血耗,故常见气血两虚之证。

(三)风湿痹阻

风寒湿邪,乘人体卫表空虚入侵,客于肌表经脉,使气血运行受阻,而为疼痛、麻木、重着等症。

风性善行,最易耗伤人体气血,湿邪黏滞缠绵,易于影响气血的流通,故有"风麻湿木"之说。

而寒邪其性阴凝,最易伤人阳气,阳气至虚之处,正为寒湿盘踞之所,风寒湿邪合而为痹,留恋不解,其始以疼痛为主,久则因病邪阻遏,气血失运,以麻木不仁为其主要临床表现。

(四)痰瘀阻滞

痰瘀既成,往往胶结一处,留于经隧、关节,阻遏气血流通,而为久麻久木。二者之中,尤以痰的变化为多,痰浊与外风相合,即为风痰;久停不去,深入骨骼,即为顽痰;蓄而化火,即为痰热或痰火。

总之,麻木一证,以气血亏虚为本,风寒湿邪及痰、瘀为标。麻木的病因虽有多端,而其病机皆为气血不能正常运行流通,以致皮肉经脉失养所致。

二、诊断与鉴别诊断

麻指皮肤、肌肉发麻,其状非痒非痛,如同虫蚁乱行其中;木,指肌肤木然,顽而不知。二者常同时并见,故合称麻木。

麻木一般多发生于四肢,或手指、足趾,亦有仅见于面部一侧或舌根等部位者。临床上根据以上发病特点,不难做出诊断。

三、辨证要点

(一)辨虚实

新病多实,久病多虚。麻木实证多由外感风寒湿邪或在里之湿痰瘀血阻闭经脉气血引起;虚证多属气虚或血虚,或气血两虚。

但气虚不仅可导致血虚,而且往往又是形成痰瘀的原因。

(二)辨病情轻重

麻木虽为一证,而二者又存在一定的区别。

麻是指发麻感,局部尚有一定知觉;木则是局部失去知觉。故麻轻而木重,麻为木之渐,木为麻之甚。

在病理上,麻多属气病,气虚为本,风痰为标;木则多为气病及血,而且多夹湿痰死血。

(三)辨发病部位

麻木在上肢者多属风湿,或气虚夹痰;在下肢者,以寒湿、湿热为多见。两脚麻木,局部灼热肿胀者,多属湿热下注。

头面发麻或木然不知痛痒,多为气血亏虚,风邪乘之,常兼见口眼㖞斜,面部一侧抽搐的症状。

指端麻木,多为经气全虚,内风夹痰。口舌麻木,多属痰浊阻于络脉。浑身麻木,多为营分阻滞,卫气不行。

四、证候分类

(一)气虚失运

1.症状

手足发麻,犹如虫行,面色㿠白,自汗畏风,短气乏力,倦怠嗜卧,懒于行动,语言无力,易于感冒,食少,大便稀溏或先干后溏,次数增多,舌质淡,舌体胖大,边有齿痕,苔薄白,脉弱。

2.病机分析

气为血之帅,气虚则鼓动无力,血涩不利,而为麻木;四肢为诸阳之本,故多见于四肢。面色㿠白,形体虚胖,是气虚的特点;倦怠乏力、嗜卧、自汗畏风、食少、便溏,均为脾肺气虚之象。

气虚则卫外功能减弱,所以易致外邪入侵;又因其无力推动血液运行,运化水湿,血留为瘀,湿聚为痰,所以气虚而兼痰、兼瘀者亦复不少。

(二)血虚不荣

1.症状

手足麻木,形瘦色苍,面唇淡白无华,眩晕,心悸,失眠,爪甲不荣,舌质淡,脉细。

2.病机分析

血虚则无以滋养头目,上荣于面,故见眩晕、面唇淡白无华;血不荣心,则心悸失眠;经脉失于濡养,故爪甲不荣,手足发麻。

(三)风湿痹阻

1.症状

长期渐进性肢体关节肌肉疼痛,麻木,重着,遇阴天雨湿而加剧,或呈发作性剧痛,局部多喜暖恶寒。其病久入深者,往往表现为关节不利,麻木不仁,而疼痛反不剧烈,甚至不痛。其舌质多淡,苔薄白或白腻,脉沉迟,亦有风寒湿邪郁久化热或湿热入络而局部肿胀、灼热、疼痛、麻木者,舌质多红,舌苔黄腻,脉细数或滑数。

2.病机分析

风寒湿合邪,阻闭营卫,气血不得正常的流通敷布,所以出现疼痛、麻木、重着等症状。病久入深,外邪与痰瘀胶结,营卫之行愈涩,故麻木疼痛兼见,或以麻木为主。风寒湿邪郁久化热,或湿热相合,流于经隧,则见麻木、疼痛、肿胀、灼热等症。

(四)痰瘀阻滞

1.症状

麻木日久,或固定一处,或全然不知痛痒,舌上有瘀斑,舌苔或滑或腻,脉沉滑或沉涩。

2.病机分析

麻木日久,木重于麻者,多属湿痰瘀血,胶着一处,使营卫之气,不得宣行所致。

若伴见乏力、少气、自汗、畏风等症,为气虚兼瘀兼痰;伴见头目眩晕,心悸失眠,脉细涩,为血虚而兼瘀兼痰。

心主血,开窍于舌,故瘀血为病,舌上多见紫黯之瘀斑瘀点,脉象沉涩;舌苔滑腻,脉沉滑,则多为风痰或湿痰内阻之象。

五、治疗

(一)治疗原则

麻木以气血的病变为主,多属虚证或虚中夹实证,故其治疗,应以调补气血、助卫和营为主。但由于麻木与外邪、瘀血、痰湿有关,特别是久麻久木,不知痛痒者,多属因虚而致实,前人已明确指出是湿痰瘀血为患,有形之邪,阻于经隧,故又当以疏通为先,待邪有消退之机,气血渐趋流通之时,再施调补为宜。正虚邪实,则补泻合剂,相机而施。

总之,在治疗上应注意区分新久虚实、标本缓急,全面考虑,根据具体的情况拟定治则,不可拘于一法一方。

(二)治法方药

1.气虚失运

治法:补气实卫。

方药:补中益气汤加减。此方有补气升清之功,气壮则血行,麻木可瘥。但方中参、芪需重用,其效始著。

黄芪益气汤系此方加黄柏、红花而成,一则抑降阴火,一则活血散瘀,用于气虚麻木亦很合拍。

阳虚者,可用补中益气汤加桂枝、制附片以振奋阳气。脾虚湿盛,食少便溏,两腿沉重麻木,用除湿补气汤以升阳益气除湿。夏月手指麻木,四肢乏力,困倦嗜卧,用人参益气汤。

气虚兼痰者,一般用补中益气汤合二陈汤。若痰盛,可先用青州白丸子或止麻清痰饮;不效,可酌用礞石滚痰丸、控涎丹加桃仁、红花以祛风痰,通经络,待痰去十之六七,再用补中益气汤加减调补。

气虚兼瘀,常用黄芪赤风汤、补阳还五汤等以补气行血。

2.血虚不荣

治法:养血和营。

方药:四物汤加减。可加丹参、秦艽、红花、鸡血藤等以增强活血通络作用。

血虚液燥,加首乌、枸杞子、沙苑子、熟地黄。病在手,加桑枝、蒺藜;病在足,加牛膝、木瓜。

血虚而风寒袭之,手足麻木疼痛者,可用当归四逆汤或桂枝汤加当归、红花温经活血;血虚而兼风湿,治宜神应养真丹。

木重于麻,在病之早期多为阳气衰微,不能鼓动血藏运行,可在益气养血和血方中加桂枝、附子通阳开痹,振奋阳气,脾气旺血行,而麻木自已。

一般气血两虚的麻木,用黄芪桂枝五物汤。方中黄芪补气益卫,桂、芍和营,姜枣斡旋脾胃之气以发挥药力。

兼肝肾不足者,酌加养血息风之品如枸杞子、白蒺藜、沙苑子、天麻之类,并兼用丹参、鸡血藤、红花、五加皮等以活血通络,对阴虚风动所引起的麻木,应以滋养肝肾治其本,平肝息风、通络化痰治其标,常用天麻钩藤饮、镇肝息风汤等方,加豨莶草、老鹳草、桑枝、地龙通络,痰盛者合二陈汤加竹沥、远志、石菖蒲。待火降风息,则以填补为主常用地黄饮子、四斤丸、虎潜丸。形丰多痰者,参用健中化痰之剂。

中年以上,形体丰盛之人,如见中指、食指发麻,多为中风先兆,不可滥用祛风发表,以免损伤真气可用桑枝膏丸,滋养肝肾,活血通络。

3.风湿痹阻

治法:祛风通络。

方药:初期常选蠲痹汤加减。方中羌活、独活、桂枝、秦艽、海风藤、桑枝,既祛风湿又兼通络之长;当归、川芎活血;木香、乳香调气;甘草调和诸药。

偏风者加防风;偏寒者加制川乌;偏湿者,加防己、薏苡仁、苍术。病在上肢加姜黄、威灵仙;病在下肢加牛膝、续断、五加皮、木瓜。风寒湿痹,并可配合服用大、小活络丹。湿热痹则以清利湿热为主,佐以通络,常用三妙丸加萆薢、地龙、乳香、豨莶草、鸡血藤、海风藤、姜黄、防己之类。病邪去,营卫复,则麻木自愈。

痹病日久,肝肾、气血、阴阳俱虚,症见麻木疼痛,活动障碍,常用独活寄生汤加减。方中人参、茯苓、甘草、地黄、芍药、当归、川芎双补气血;桑寄生、杜仲、牛膝补肝肾、壮筋骨;独活、细辛、防风祛风湿;合为养正固本、兼祛风湿之良方。《三因方》之胜骏丸,亦有扶正祛邪之功,可以选用。

湿热羁留不去,久而伤阴,症见局部灼热、肿胀、活动不利,用三妙丸合四物汤,加地龙、蚕沙、木瓜、僵蚕、鸡血藤、防己之类,继用虎潜丸。湿热甚者,忌用参、芪之类甘温补气药。

4.痰瘀阻滞

治法:化痰行瘀。

方药:双合汤加减。方中桃红四物汤活血祛瘀,二陈汤合白芥子、竹沥、姜汁涤痰通络。但瘀痰亦可有偏盛,治疗上各有侧重。

偏痰者,用二陈汤加苍白术、桃仁、红花,少加附子以引经;偏瘀者,用四物汤加陈皮、茯苓、羌活、红花、苏木。瘀血阻痹经络隧道,可用身痛逐瘀汤。方中桃仁、红花、当归、川芎活血祛瘀;没药、五灵脂、香附行血疏肝;羌活、防风、牛膝、地龙,祛风湿、通经络。

湿热偏重者,加苍术、黄柏燥湿清热;气虚加黄芪。并可适当加用全蝎、地鳖虫、白花蛇等虫类药物搜剔通络,提高疗效。

顽痰结聚,形盛色苍,体壮脉实之人,可用控涎丹加桂枝、姜黄、全蝎、桃仁、红花、姜汁以攻逐之。体虚邪实,不任重剂克伐者,可改用指迷茯苓丸。

口舌麻木,多属痰火,可用止麻消痰饮。方中半夏、茯苓、陈皮、细辛化痰行气;瓜蒌、黄芩、黄连清化热痰;桔梗、枳壳调理气机升降;天麻平肝息风。气虚酌加人参,血虚加当归、白芍。

颜面麻木,多属风痰阻络,常用牵正散加白芷、防风、钩藤、蜈蚣。兼血瘀者合桃红四物汤。兼用外治法:川芎、防风、薄荷、羌活煎汤,用布巾蒙头熏之,一天二三次。

第五章　临床常见病证的康复治疗

第一节　脑　卒　中

脑卒中是脑中风的学名,是一种突然起病的脑血液循环障碍性疾病,又叫脑血管意外。其中缺血性脑卒中又称为脑梗死,包括脑血栓形成、脑栓塞和腔隙性脑梗死等。出血性脑卒中包括脑出血和蛛网膜下腔出血。

由于脑损害的部位、范围和性质不同,脑卒中发病后的表现不尽相同,多见一侧上下肢瘫痪无力,肌肤不仁,口眼㖞斜,时流口水,面色萎黄,舌强语謇。久之,则肢体逐渐痉挛僵硬,拘急不张,甚则肢体出现失用性强直、挛缩,进而导致肢体畸形和功能丧失等。可分为运动功能障碍、感觉功能障碍、言语功能障碍、认知障碍、心理障碍以及各种并发症,其中运动功能障碍以偏瘫最为常见。

传统医学认为本病的发生,主要因素在于患者平素气血亏虚,心、肝、肾三脏阴阳失调,兼之忧思恼怒,或饮酒饱食,或房室劳累,或外邪侵袭等因素,以致气血运行受阻,经脉痹阻,失于濡养;或阴亏于下,肝阳暴涨,阳化风动,血随气逆,夹痰夹火,横窜经络,蒙闭清窍而猝然仆倒,半身不遂。

传统康复疗法主要以针灸、推拿、中药和传统运动疗法等为手段,从而减轻结构功能缺损(残损)程度,在促进患者的整体康复方面发挥重要作用。

一、康复评定

(一)现代康复评定方法

1.整体评定内容

(1)全身状态的评定:包括患者的全身状态、年龄、并发症、主要脏器的功能状态和既往史等。

（2）功能状态的评定：包括意识、智能、言语障碍、神经损害程度及肢体伤残程度等。

（3）心理状态的评定：包括抑郁症、焦虑状态和患者个性等。

（4）患者本身素质及所处环境条件的评定：包括患者爱好、职业、所受教育、经济条件、家庭环境、患者与家属的关系等。

（5）其他：对其丧失功能的自然恢复情况进行预测。

2.具体康复评定

脑卒中康复评定是脑卒中康复的重要内容和前提，它对康复治疗目标和康复治疗效果起着决定作用，且有利于评估其预后。原则上，在脑卒中早期就应进行评定，之后应定期评定。康复评定涉及的内容包括有脑损害严重程度、脑卒中的功能障碍、言语功能、认知障碍、感觉、心理、步态分析、日常生活活动能力等评定。

（二）传统康复辨证

1.病因、病机

中医认为本病的发生多因肝肾阴虚，肝阳偏亢，肝风内动为其根本，当风阳暴涨之际，夹气、血、痰、火，上升于巅，闭塞清窍，以致猝然昏迷，横窜经络，气血瘀阻，形成脑卒中。

2.辨证分型

临床上常将本病分为中脏腑与中经络两大类。中脏腑者，病位较深，病情较重，主要表现为神志不清，半身不遂，并且常有先兆及后遗症状出现。中经络者，病位较浅，病情较轻，一般无神志改变，仅表现为口眼㖞斜，语言不利，半身不遂。具体证型如下。

（1）风痰入络：肌肤不仁，手足麻木，突然发生口眼㖞斜，语言不利，口角流涎，舌强语謇，甚则半身不遂，或兼见手足拘挛，关节酸痛等症，舌苔薄白，脉浮数。

（2）阴虚风动：平素头晕耳鸣，腰酸，突然发生口眼㖞斜，言语不利，甚或半身不遂，舌红苔腻，脉弦细数。

（3）气虚血瘀：半身不遂，肢软无力，或见肢体麻木，患侧手足水肿，语言謇涩，口眼㖞斜，面色萎黄，或黯淡无华，舌色淡紫，瘀斑瘀点，苔白，脉细涩无力。

（4）风阳上扰：平素头晕头痛，耳鸣目眩，突然发生口眼㖞斜，舌强语謇，或手足重滞，甚则半身不遂等症，舌红苔黄，脉弦。

二、康复策略

(一)目标

脑卒中康复目标是采用一切有效的措施预防脑卒中后可能发生的残疾和并发症(如压疮、泌尿道感染、深静脉血栓形成等),改善受损的功能(如运动、语言、感觉、认知等),提高患者的日常活动能力和适应社会生活的能力。

(二)治疗原则

(1)只要患者神志清楚,生命体征平稳,病情不再发展,48小时后即可进行康复治疗。

(2)康复治疗注意循序渐进,需脑卒中患者的主动参与及家属的配合,并与日常生活和健康教育相结合。

(3)采用综合康复治疗,包括物理因子治疗、运动治疗、作业治疗、言语治疗、心理治疗、传统康复治疗和康复工程等。

(4)康复与治疗并进。脑卒中的特点是障碍与疾病共存,故康复应与治疗同时进行,并给予全面的监护与治疗。

(5)重建正常运动模式。在急性期,康复运动主要是抑制异常的原始反射活动(如良好姿位摆放等),重建正常运动模式;其次才是加强肌力的训练。脑卒中康复是一个改变"质"的训练,旨在建立患者的主动运动,保护患者,防止并发症的发生。

(6)重视心理因素。严密观察脑卒中患者有无抑郁、焦虑情绪,它们会严重影响康复治疗的进行和效果。

(7)预防复发,即做好二级预防工作,控制危险因素。

(8)根据患者功能障碍的具体情况,采取合理的药物治疗和必要的手术治疗。

(9)坚持不懈,康复是一个持续的过程,重视社区及家庭康复。

偏瘫恢复的不同阶段治疗方法不同。软瘫时以提高患侧肌张力、促进随意运动产生为主要治疗原则;痉挛时要注意降低肌张力,而在本阶段不恰当的针刺治疗易引起肌张力增高,故应特别注意。

三、针灸治疗

脑卒中的传统康复疗法包括针灸、推拿、中药内服、中药熏洗和气功疗法等,既可单独使用,也可联合应用。多种康复疗法的综合应用,可以优势互补、提高疗效。药物与针灸结合是最常用的康复疗法,体针和头针结合也得到了普遍认可。推拿疗法在改善痉挛状态方面有独特的优势。在康复过程中应特别重视针灸对肌张力的影响。故传统康复技术与现代康复技术的配合应用,可提高脑卒中康复治疗的有效率。

以疏通经络、调畅气血、醒脑开窍为原则,可选用体针或头皮针法。

(一)体针法

(1)对中风脑出血闭证,以取督脉、十二井穴为主,用毫针泻法及三棱针点刺井穴出血。口眼㖞斜者,初起单取患侧,久病取双侧,先针后灸,选地仓、颊车、合谷、内庭、承泣、阳白、攒竹等穴。半身不遂者初病可单刺患侧,久病则刺灸双侧,初病宜泻,久病宜补,选肩髃、曲池、合谷、外关、环跳、阳陵泉、足三里。

(2)阳闭痰热盛者选穴:水沟、十二井、风池、劳宫、太冲、丰隆,十二井穴点刺放血,其他穴针用泻法,不留针。

(3)阴闭痰涎壅盛者选穴:丰隆、内关、三阴交、水沟,针用泻法,每天1次,留针10分钟。

(4)中风,并发高热、血压较高者选穴:十宣、大椎、曲池。十宣点刺放血,其他穴针用泻法,每天1次,不留针。

(5)血压较高者选穴:曲池、三阴交、太冲、风池、足三里、百会,针用泻法,每天1次,留针10~20分钟。

(6)语言不利选穴:哑门、廉泉、通里、照海,强刺激,每天1次,不留针。

(7)口眼㖞斜者选穴:翳风、地仓、颊车、合谷、牵正、攒竹、太冲、颧髎,强刺激,每天1次,留针20~30分钟。

(8)石氏醒脑开窍法。①主穴:双侧内关、人中、患侧三阴交。②副穴:患肢极泉、尺泽、委中。③配穴:根据合并症的不同,配以不同的穴位。吞咽障碍配双侧风池、翳风、完骨;眩晕配天柱等。④操作。a.主穴:先针刺内关,直刺0.5~1寸,采用提插捻转结合的手法,施手法1分钟,继刺人中,向鼻中隔方向斜刺0.3~0.5寸,采用雀啄手法,以流泪或眼球湿润为度,再刺三阴交,沿胫前内侧缘与皮肤呈45°角斜刺,进针0.5~1寸,采用提插针法。针感传到足趾,下肢出现不能自控的运动,以患肢抽动3次为度。b.副穴:极泉穴,原穴沿经下移2寸的心经上取穴,避开腋毛,术者用手固定患侧肘关节,使其外展,直刺0.5~0.8寸,用提插泻法,患者有麻胀并抽动的感觉,以患肢抽动3次为度。尺泽穴取法应屈肘,术者用手拖住患侧腕关节,直刺0.5~0.8寸,行提插泻法,针感从肘关节传到手指或手动外旋,以手动3次为度。委中穴,仰卧位抬起患侧下肢取穴,医师用左手握住患者踝关节,医者肘部顶住患肢膝关节,刺入穴位后,针尖向外15°,进针1.0～1.5寸,用提插泻法,以下肢抽动3次为度。印堂穴向鼻根方向进针0.5寸,同样用雀啄泻法,最好能达到两眼流泪或湿润,但不强求;后用3寸毫针上星透百会,高频率(>120转/分钟)捻针,有明显酸胀感时留针;双内关穴同时用捻转泻法行针1分钟。每周三次。

治疗时可结合偏瘫不同时期的特点采用不同的治疗方法。如偏瘫Brunnstrom运动功能恢复分期,在出现联合反应之前,采用巨刺法,即针刺健侧;出现联合反应但尚无自主运动时,采用针刺双侧的方法;当患肢出现自主运动之后,则采用针刺患侧。巨刺法可促进联合反应和自主运动的出现。但有些脑卒中患者病变范围较广,巨刺法虽可诱发出联合反应,然而促使其出现明显的自主运动仍然比较困难。

(二)头皮针法

选择焦氏头针,按临床体征选瘫痪对侧的刺激区。运动功能障碍选运动区,感觉障碍选感觉区,下肢感觉运动功能障碍选用足运感区,肌张力障碍选舞蹈震颤控制区,运动性失语选言语一区,命名性失语选言语二区,感觉性失语选言语三区,完全性失语取言语一至三区,失用症选运用区,小脑性平衡障碍选平衡区。

操作方法:消毒,针与头皮呈30°斜刺,快速刺入头皮下推进至帽状腱膜下层,待指下感到不松不紧而有吸针感时,可行持续快速捻转2～3分钟,留针30分钟或数小时,期间捻转2～3次。行针及留针时嘱患者活动患侧肢体(重症患者可做被动活动)有助于提高疗效。急性期每天1次,10次为1个疗程,恢复期和后遗症期每天或隔天1次,5～7次为1个疗程,中间休息5～7天再进行下1个疗程。

不管是体针还是头针治疗,均可加用电针以提高疗效,但须注意选择电针参数。一般软瘫可选断续波,电流刺激后可见肌肉出现规律性收缩为度。痉挛期选密波,电流强度以患者耐受且肢体有细微颤动为度。通电时间面部10～20分钟,其他部位20～30分钟为宜。灸法、皮肤针法、拔罐疗法等也可用于偏瘫治疗,但临床上应用相对较少。

四、注意事项

(1)推拿操作时力量应由轻到重,强度过大或时间过长的手法有加重肌肉萎缩的危险。在软瘫期,做肩关节活动时,活动幅度不宜过大,手法应柔和,以免发生肩关节半脱位。对于肌张力高的肢体切忌强拉硬扳,以免引起损伤、骨折或骨化性肌炎。

(2)针刺治疗包括电针时,应注意观察患者肌张力的变化。如果发现肌痉挛加重,应调整治疗方法或停止针刺。对于体质瘦弱者,针刺手法不宜过强。针刺眼区、项部的风府等穴及脊柱部的腧穴,要掌握一定的角度,不宜大幅度的提插、捻转和长时间留针,以免伤及重要组织器官;胸胁腰背部腧穴,不宜深刺、直刺。电针时电流调节应逐渐从小到大,不可突然增强,以免造成弯针、折针、晕针等情况。应避免电针电流回路经过心脏。安装心脏起搏器者禁用电针。

(3)灸法操作时应防止因感觉障碍而造成皮肤的烧烫伤。

第二节　脑　性　瘫　痪

小儿脑性瘫痪简称脑瘫,是自受孕开始至婴儿期非进行性脑损伤和发育缺陷所导致的综合征,主要表现为运动障碍及姿势异常,是小儿时期常见的中枢神经障碍综合征。现代医学认为本病的病因是多种因素造成的。而其中早产、窒息、核黄疸是本病的三大原因。

脑性瘫痪的主要功能障碍可表现为以下几方面。①运动功能障碍:可出现痉挛、共济失调、手足徐动、帕金森病、肌张力降低等。②言语功能障碍:可表现为口齿不清,语速及节律不协调,说话时不恰当地停顿等。③智力功能障碍:可表现为智力低下。④其他功能障碍:包括发育障碍、精神障碍、心理障碍、听力障碍等。

本病在传统医学中属于"五迟""五软""五硬"和"痿证"的范畴。五迟是指立迟、行迟、发迟、齿迟、语迟;五软是指头颈软、口软、手软、脚软、肌肉软;五硬是指头颈硬、口硬、手硬、脚硬、肌肉硬。现代康复临床上按运动功能障碍的特点一般将本病分为痉挛性、不随意运动型、强直性、共济失调型、肌张力低下型和混合型。按瘫痪部位可将本病分为单瘫、双瘫、偏瘫、三肢瘫和四肢瘫。

一、康复评定

(一)现代康复评定方法

(1)粗大运动功能评定:常采用 GMFM 量表。

(2)肌张力评定:包括静止性肌张力测定(包括肌肉形态、硬度、关节伸展度等)、姿势性肌张力测定、运动性肌张力测定。

（3）肌力评定：多用徒手肌力检查法（manual muscle testing，MMT）。

（4）关节活动度评定。

（5）智能评定：包括智力测验（常用韦氏幼儿智力量表、韦氏儿童智力量表、盖塞尔发育量表等）、适应行为测验。

（6）反射发育评定：包括原始反射、病理反射、平衡反射等。

（7）姿势与运动发育评定。

（8）日常生活能力评定。

（9）其他评定：包括一般状况评定、精神评定、感知评定、认知能力评定、心理评定、言语评定、听力评定、步态分析等。

（二）传统康复辨证

1.病因病机

主要有 3 个方面。一是先天不足，多因父母精血亏虚、气血不足或者近亲通婚，导致胎儿先天禀赋不足、精血亏虚，不能濡养脑髓；母体在孕期营养匮乏、惊吓或是抑郁悲伤，扰动胎儿，以致胎儿发育不良；先天责之于肝肾不足，胎元失养，致筋骨失养，肌肉萎缩，日久颓废。二是后天失养，多因小儿出生，禀气怯弱，由于护理不当致生大病，伤及脑髓，累及四肢；后天责之于脾，久病伤脾，痰浊内生，筋骨肌肉失于濡养，日渐颓废。脑髓失养，而致空虚。三是其他因素，多为产程中损伤脑髓，或因脑部外伤、瘀血内阻、邪毒侵袭、高热久病、正虚邪盛，营血耗伤，伤及脑髓而致。

2.四诊辨证

通过四诊，临床一般将本病分为以下 3 型。

（1）肝肾不足型：发育迟缓，智力低下，五迟，面色无华，神志不清，精神呆滞，常伴有龟背、鸡胸、病久则肌肉萎缩，动作无力，舌淡苔薄，指纹色淡。

（2）瘀血阻络型：精神呆滞，神志不清，四肢、颈项及腰背部肌肉僵硬，活动不灵活、不协调，舌淡有瘀斑瘀点，苔腻，脉滑。

（3）脾虚气弱型：面色无华，形体消瘦，五软，智力低下，神疲乏力，肌肉萎缩，舌淡，脉细弱。

二、康复策略

为促进患儿正常的运动发育，抑制异常运动模式和姿势，最大限度地恢复功能，小儿脑瘫的康复应做到早诊断、早治疗，才能达到较好的康复效果。目前主要针对患儿的运动障碍采取综合治疗。在整体康复中，中国传统康复疗法有着举足轻重的作用。脑瘫的康复是一个长期复杂的过程,需要在中西医结合的理论指导下,医师、治疗师、护士、家长共同努力完成。

脑瘫传统康复治疗的目的主要在于减轻功能障碍,提高生活质量。大多以针灸、推拿为主要手段。针灸可以有效改善脑血流速度,促进脑组织的血液供应,从而进一步改善中枢神经功能,促进康复。有效的推拿方法对于运动和姿势异常而引发的继发性损害如关节挛缩等有良好的预防和康复治疗作用。

三、康复治疗方法

(一)针灸治疗

以疏通经络、行气活血、益智开窍为原则。《素问·痿论》提出"治痿独取阳明"的治法,常选取手足阳明经腧穴进行针刺,辅以头部腧穴。一般选择毫针刺法、灸法、头皮针法等。

1.毫针刺法

主穴:四神聪、百会、夹脊、三阴交、肾俞。

配穴:肝肾不足加太溪、关元、阴陵泉、太冲;瘀血阻络加风池、风府、血海、膈俞;脾虚气弱加脾俞、气海;上肢瘫痪加肩髃、肩髎、肩贞、曲池、手三里、合谷、外关;下肢瘫痪加伏兔、血海、环跳、承山、委中、足三里、阳陵泉、解溪、悬钟、太冲、足临泣;言语不利加廉泉、哑门、通里;足下垂加昆仑、太溪;颈软加天柱、大椎;腰软加腰阳关;斜视加攒竹;流涎加地仓、廉泉;听力障碍加耳门、听宫、听会、翳风。

具体操作:选用 28 号毫针针刺。一般每次选 2~3 个主穴,5~6 个配穴,平补平泻。廉泉向舌根方向刺 0.5~1 寸;哑门向下颌方向刺 0.5~0.8 寸,不可深刺,不可提插。每天或隔天 1 次,留针 15 分钟,15 次为 1 个疗程,停 1 周后,再继续下 1 个疗程。

2.灸法

选取四神聪、百会、夹脊、足三里、三阴交、命门、肾俞,上肢运动障碍配曲池、手三里、合谷、后溪;下肢运动障碍配环跳、足三里、阳陵泉、解溪、悬钟。使用艾条进行雀啄灸,每天 1 次,皮肤红晕为度;或者隔姜灸,每次选用 3~5 个腧穴,每穴灸 3~10 壮,每天或隔天 1 次,10 次为 1 个疗程。

3.头皮针疗法

运动功能障碍取健侧相应部位的运动区;感觉功能障碍取健侧相应部位的感觉区;下肢功能运动和感觉障碍配对侧足运感区;平衡功能障碍配患侧或双侧的平衡区。听力障碍取晕听区;言语功能障碍,配言语 1、2、3 区(具体为运动性失语选取运动区的下 2/5;命名性失语选取言语 2 区;感觉性失语选取言语 3 区)。

具体操作:一般用 1 寸毫针,头皮常规消毒,沿头皮水平面呈 30°角斜刺,深度达到帽状腱膜下,再压低针身进针,捻转,平补平泻,3 岁以内患儿不留针,每天 1 次,10 次为 1 个疗程。

(二)推拿治疗

以疏通经络、强健筋骨、醒神开窍为原则。常采用分部操作和对症操作。一般先用点法、按法、揉法、运法、扫散法等,然后被动活动四肢关节。

1.分部操作

分部操作包括上肢功能障碍和下肢功能障碍。

(1)上肢功能障碍:在患儿上肢内侧及外侧施以推法,从肩关节至腕关节,反复 3～5 次;按揉合谷、内关、外关、曲池、小海、肩髃、天宗 5 分钟,拿揉上肢、肩背部 3～5 次,拿揉劳宫、极泉各 3～5 次;摇肩、肘及腕关节各 10 次;被动屈伸肘关节及掌指关节各 10 次;捻手指 5～10 次,揉搓肩部及上肢各 3～5 次。

(2)下肢功能障碍:在患儿下肢前内侧和外侧施以推法,自上而下操作 3～5 遍;按揉内外膝眼、足三里、阳陵泉、环跳、委阳、委中、昆仑、太溪、涌泉 10 分钟;拿揉股内收肌群、股后肌群、跟腱各 3 分钟,反复被动屈伸髋关节、膝关节、踝关节 3～5 次;擦涌泉,以透热为度。

2.对症操作

对症操作包括智力障碍、大小便失禁、关节挛缩。

(1)智力障碍:开天门 50～100 次,推坎宫 50～100 次,揉太阳 50～100 次,揉百会、迎香、颊车、下关、人中各 50 次;推摩两侧颞部 50 次,推大椎 50 次;拿风池 5 次,拿五经 5 次;按揉合谷 50 次,拿肩井 5 次。

(2)大小便失禁:在患儿腰背部双侧膀胱经、督脉施以推法,反复操作 3～5 遍;擦肾俞、命门、八髎,以透热为度;按揉中脘、气海、关元、中极、足三里、三阴交各 5 分钟;摩腹 5～10 分钟,擦涌泉 50 次。

(3)关节挛缩:取挛缩关节周围的腧穴,点按法操作并结合关节活动。动作由轻到重,切忌粗暴,宜循序渐进。患肢痉挛者,应由轻到重进行掐按。肌肉萎缩、食欲差及体弱者,可在胸腹部拍打、推揉。上肢屈肌肌张力增高、屈曲者,可轻揉上肢前群肌肉,被动活动上肢,外展外旋肩关节,伸展肘、腕关节,伸展手指,改善肩、肘、腕等关节挛缩;下肢内收肌肌张力增高、伸展者,拿揉、揉搓大腿内侧肌群,减轻肌痉挛,被动活动下肢,外旋外展髋关节,屈曲膝关节,改善髋、膝关节挛缩;足尖走路者,被动背伸踝关节,牵拉挛缩肌腱,缓慢用力,避免诱发踝阵挛。

(三)其他传统康复疗法

一般包括中药疗法、足部按摩疗法等。

1.中药疗法

临床常用内服、外治两种方法。

(1)中药内服:肝肾不足型可选用六味地黄丸加减;瘀血阻络型可选用通窍活血汤加减;脾虚气弱型可选用调元散和菖蒲丸加减。对特殊并发症者则选择针对性的方药治疗。癫痫者可选用紫石汤、定痫丸、紫河车丸加减;斜视者可选用小续命汤、六君子汤合正容汤、养血当归地黄汤加减等;智力低下者可选用调元散、十全大补汤、涤痰汤、小柴胡汤加减等;失语者可选用菖蒲丸、木通汤、肾气丸、羚羊角丸、涤痰汤等。

(2)中药外治:常用的是中药熏洗方法。选择具有通经活血、祛风通络作用的药物组方。目的是促进局部血液循环,提高治疗效果。常选用红花 10 g、钻地风 10 g、香樟木 50 g、苏木 50 g、老紫草 15 g、伸筋草 15 g、千年健 15 g、桂枝 15 g、路路通 15 g、乳香 15 g、没药 10 g、宣木瓜 10 g,加入清水煮沸,进行熏洗或用毛巾浸透药液进行局部热敷。注意水温,以防烫伤,对于皮肤知觉较差的患儿尤应注意。

2.足部按摩疗法

在患儿足底均匀涂抹按摩介质,如凡士林等。医者两手握足,两拇指相对于足底,其余四指握足背,两拇指由足跟到足趾进行全足放松,手法轻柔,操作 3~5 次,取肾上腺、大脑、小脑、脑垂体等部位进行重点刺激,以拇指点按 30~40 次,按揉 1 分钟,酸胀或微痛为度。再按上述放松手法操作,结束治疗。每天 1 次,每次持续 20~30 分钟,10 次为 1 个疗程。

四、注意事项

(1)本病病变在脑,多累及四肢,主要表现为中枢性运动障碍及姿势异常,并可能同时伴有智力低下、听力障碍、癫痫、行为异常等症状。一般在新生儿期即可发现,但少数患儿症状不明显,待坐立困难时才发觉,本病严重影响患儿生长发育及生活能力,是儿童致残的主要疾病之一。因此,应引起广大临床医务工作者和家长的高度重视。

(2)由于婴儿运动系统、神经系统正处于发育阶段,异常姿势运动还没有固化,所以临床上对于小儿脑瘫的治疗,应做到早诊断、早治疗,以达到最好的康复效果。提倡在出生后即进行评估,如存在脑瘫发病高危因素,则立即进行干预治疗;出生后 3～6 个月内确诊,如确诊,综合康复治疗应立即进行。康复治疗最佳时间不要超过 3 岁,其方法包括躯体训练、技能训练、物理治疗、针灸治疗、推拿手法治疗等。

(3)针灸治疗本病有较好的疗效。毫针治疗关键在于选择腧穴和针刺补泻手法,选取腧穴多以阳明经穴和奇穴为主,针刺手法以补法和平补平泻为主;头皮针治疗刺激量不宜太大;灸法注意防止烫伤;痉挛型脑瘫患儿的痉挛侧不宜用电针治疗。

(4)有效的推拿方法对于运动和姿势异常而引发的继发性损害,如关节挛缩等有良好的预防和康复治疗作用。但应掌握手法的灵活运用,操作时手法宜轻柔,力度不宜过大,特别是对挛缩关节的操作,更应注意手法的力度和幅度。

第三节 冠 心 病

冠状动脉粥样硬化性心脏病简称冠心病,是指由于冠状动脉功能性改变或器质性病变,引起冠脉血流和心肌需求之间不平衡而导致心肌缺血缺氧、心肌损害的一种心血管疾病。由于心肌供血障碍,心肌缺血,故本病又被称为"缺血性心脏病"。

现代医学认为,本病的病因大多是由于多种因素作用于不同环节而致冠状动脉粥样硬化。其中最重要的易患因素是高脂血症、高血压和吸烟,其次为肥胖、缺乏体力劳动、糖尿病、精神过度紧张等。

本病属中医"心痛""胸痹""厥心痛""真心痛""心悸""怔忡"等病的范畴。其病因多为年老体虚,饮食不当,情志失调,寒邪内侵。主要病机为心气不足、心阳不振,以致寒凝气滞、血瘀和痰浊阻滞心脉,影响气血运行而导致本病。其病位在心,与肝、脾、肾三脏功能失调有关。本病病理变化主要表现为本虚标实,虚实夹杂。本虚主要由心气虚、心阳虚、心阴虚、心血虚,且又可阴损及阳,阳损及阴,而表现为气阴两虚、气血两亏、阴阳两虚,甚至阳微阴竭、心阳外越;标实为气滞、寒凝、痰浊、血瘀,且又可以相互为病,如气滞血瘀、寒凝气滞、痰瘀交阻等。发作期多以标实为主,以血瘀最为突出;缓解期有心、脾、肾气血阴阳之亏虚,以心气虚为主。

一、康复评定

（一）现代康复评定方法

1.病史

冠状动脉粥样硬化的病程较长。

2.症状

由于冠状动脉病变的部位、范围和程度的不同，本病有不同的临床表现。一般可分为5型。

（1）无症状性心肌缺血：无临床症状，但静息、动态时或负荷试验心电图有ST段压低，T波降低、变平或倒置等心肌缺血的客观证据；或心肌灌注不足的核素心肌显像表现。

（2）心绞痛型：表现为发作性胸骨后疼痛，常有压迫、憋闷和紧缩感，可放射至左肩、左上肢内侧、左颈部、上腹部等部位，持续时间一般为数分钟、很少超过30分钟。心绞痛又可分为稳定型和不稳定型两类。稳定型心绞痛，常因劳累、情绪激动、饱食等增加心肌耗氧量的因素诱发，休息或舌下含服硝酸甘油后消失，病情相对稳定。不稳定型心绞痛与心肌耗氧量的增加无明显关系，而与冠状动脉血流储备量减少有关，一般疼痛程度较重，时限较长，并且含服硝酸甘油后不易缓解。

（3）心肌梗死型：为冠状动脉供血急剧减少或中断，导致局部心肌缺血性坏死所致，是冠心病中比较严重的类型。症状表现为持续性胸骨后剧烈疼痛、发热，甚至心律失常、休克、心力衰竭。

（4）缺血性心肌病：为长期心肌缺血导致心肌纤维化所引起。表现为心脏增大，心力衰竭和/或心律失常。

（5）猝死：突发心脏骤停而死亡，多为心脏局部发生电生理紊乱，传导功能发生障碍引起严重心律失常所致。

3.体征

冠心病心绞痛发作时常见心率增快、血压升高、表情焦虑、皮肤冷或出汗，有时出现第四或第三心音奔马律，可有暂时性心脏收缩期杂音，第二心音可出现逆分裂或出现交替脉。急性心肌梗死发生时患者血压可降低，心率增快，心音可出现异常。缺血性心肌病患者可出现心脏增大。

4.其他检查

临床常用的检查方法有代谢当量评定、心电运动负荷试验、心功能评定分级、六分钟步行试验等。

（二）传统康复辨证

1.病因、病机

中医认为本病为本虚标实之证。本虚应区别阴阳气血亏虚之不同。心气不足可见心胸隐痛而闷，因劳累而发，伴心慌、气短、乏力，舌淡胖嫩，边有齿痕，脉沉细或结代；心阳不振可见胸痛、胸闷气短，四肢厥冷，神倦自汗，脉沉细；心阴亏虚可见隐痛时作时止、缠绵不休，动则多发，伴口干，舌淡红而少苔，脉沉细而数。标实又应区别气滞、痰浊、血瘀、寒凝的不同。气滞可见心胸闷重而痛轻，兼见胸胁胀满，善太息，憋气，苔薄白，脉弦；痰浊可见胸部窒闷而痛，伴唾吐痰涎，苔腻，脉弦滑或弦数；血瘀可见胸部刺痛固定不移，痛有定处，夜间多发，舌紫黯或有瘀斑，脉结代或涩；寒凝可见胸痛如绞，遇寒则发，或得冷加剧，伴畏寒肢冷，舌淡苔白，脉细。

2.四诊辨证

临床一般将本病分为以下6型。

（1）心血瘀阻型：可见心胸剧痛、痛处固定不移、入夜痛甚，伴见心悸不宁、舌质紫黯或有瘀点、脉沉涩。

（2）痰浊闭阻型：可见胸闷如窒、痛引肩背、气短喘促、肢体沉重、体胖多痰、舌质淡胖、舌苔浊腻、脉弦滑。

（3）寒凝心脉型：可见胸痛彻背、感寒痛甚、胸闷气短、心悸喘息、不能平卧、面色苍白、四肢厥冷、舌苔薄白、脉沉细紧。

（4）心肾阴虚型：可见胸闷隐痛、心烦不寐、心悸盗汗、腰膝酸软、眩晕、耳鸣、舌红少津，或舌边有紫斑、脉细数或细涩。

（5）气阴两亏型：可见胸闷隐痛、时发时止，心悸短气、倦怠懒言，面色少华、头晕目眩、遇劳即甚、舌质偏红或有齿印、脉细无力或结代。

（6）阳气虚衰型：可见胸闷气短、胸痛彻背、心悸汗出、畏寒肢冷、腰酸乏力、面色苍白、唇甲青紫、舌质淡白或有紫黯、脉沉细或沉微欲绝。

二、康复策略

本病的传统康复疗法主要有中药、推拿、针灸、饮食、运动、心理康复等方法。对冠心病患者进行传统康复治疗，可以使患者恢复到最佳生理、心理、职业状态，防止冠心病或有易患因素的患者动脉粥样硬化的进展，减少冠心病猝死和再梗死的危险，并缓解心绞痛。最终达到延长患者生命，并恢复患者的活动和工作能力的目的。

三、针灸治疗

常用毫针刺法和艾灸进行治疗。

(一)毫针刺法

以疏通经络,活血化瘀,行气止痛为原则。

主穴:膻中、内关、心俞、厥阴俞、鸠尾、巨阙。

配穴:心阴虚加三阴交、神门、太溪;心阳虚加素髎、大椎、关元;心气虚加气海、足三里;心脉痹阻配通里、乳根;痰浊内阻配丰隆、肺俞。

操作:平补平泻手法,每次选用4～5穴,交替使用,10次为1个疗程,1个疗程后休息3～5天,再进行下1个疗程的治疗。在针刺背部腧穴的同时可注意寻找敏感点进行针刺。

(二)艾灸

对心阳不振、寒凝心脉者可用灸法。取血海、膈俞、曲池,每次每穴5～10壮,每天1次。

第四节 高 血 压

高血压是一种常见病、多发病,是引起心脑血管疾病死亡的主要原因之一。康复治疗可以有效地协助降低血压、减少药物使用量及对靶器官的损害、干预高血压危险因素,是高血压治疗的必要组成部分。对于轻症患者可以单纯用康复治疗使血压得到控制。高血压的传统康复治疗能最大限度地降低心血管的发病率,提高患者的活动能力和生活质量。

现代研究尚未明确高血压的发病机制。但可以肯定,外界不良刺激引起的长时间、强烈及反复的精神紧张、焦虑和烦躁等情绪波动,会导致或加重血压升高而发病。高血压早期无明显病理改变,长期高血压会引起动脉粥样硬化的形成和发展。

一、康复评定

(一)现代康复评定方法

血压评定:根据血压值,高血压分为3级(表5-1)。

表 5-1　高血压分级

类别	收缩压(mmHg)	舒张压(mmHg)
1级高血压(轻度)	140～159	90～99
2级高血压(中度)	160～179	100～109
3级高血压(重度)	≥180	≥110

(二)传统康复辨证

1.病因、病机

本病可参考中医学中眩晕证治疗,常因情志内伤,气郁化火等致肝阳上亢;或肾阴亏虚,肝失所养,以致肝阴不足,阴不制阳,肝阳上亢;或劳倦过度,气血衰少,气血两虚,清阳不展,脑失所养而发。本病病位在清窍,与肝、脾、肾三脏关系密切,以虚者居多。

2.四诊辨证

(1)辨脏腑:本病位虽在清窍,但与肝、脾、肾三脏功能失常关系密切。肝阴不足,肝郁化火,均可导致肝阳上亢,兼见头胀痛,面潮红等症状。脾虚气血生化乏源,兼有纳呆,乏力,面色㿠白等;脾失健运,痰湿中阻,兼见纳呆,呕恶,头重,耳鸣等;肾精不足者,多兼腰酸腿软,耳鸣如蝉等。

(2)辨虚实:本病以虚证居多,夹痰夹火亦兼有之;一般新病多实,久病多虚,体壮者多实,体弱者多虚,呕恶、面赤、头胀痛者多实,体倦乏力、耳鸣如蝉者多虚;发作期多实,缓解期多虚。病久常虚中夹实,虚实夹杂。

(3)辨体质:面白而肥多为气虚多痰,面黑而瘦多为血虚有火。

(4)辨标本:本病以肝肾阴虚、气血不足为本,风、火、痰、瘀为标。其中阴虚多见咽干口燥,五心烦热,潮热盗汗,舌红少苔,脉弦细数;气血不足则见神疲倦怠,面色不华,爪甲不荣,食欲缺乏食少,舌淡嫩,脉细弱。标实又有风性主动,火性上炎,痰性黏滞,瘀性留著之不同,要注意辨别。

二、康复治疗

(一)康复策略

高血压的康复治疗应在患者病情减轻,血压控制稳定时进行。高血压的传统康复主要有中药疗法、针灸疗法、传统运动疗法等,通过传统康复治疗可以降低血压,控制疾病发展,改善患者心血管系统功能,减少并发症,提高患者日常生活质量。

针对高血压阴阳失调、本虚标实的基本病理,高血压的康复当以调和阴阳、扶助正气为原则,综合运用多种传统康复治疗方法。

(二)治疗方法

1.中药疗法

针对本病阴阳失调、本虚标实的主要病因病机,中药治疗当以调和阴阳、扶助正气为原则,采用综合方法,以达到身心康复的目的。阴虚阳亢者治宜滋阴潜阳,方用镇肝熄风汤加减;肝肾阴虚者治宜滋补肝肾,方用杞菊地黄汤加减;阴阳两虚者治宜调补阴阳,方用二仙汤加减。

2.针灸疗法

(1)毫针刺法:以风池、百会、曲池、内关、合谷、足三里、阳陵泉、三阴交为主穴。肝阳偏亢者可加行间、侠溪、太冲;肝肾阴亏者可加肝俞、肾俞;痰盛者可加丰隆、中脘、解溪。每天或隔天1次,7次为1个疗程。

(2)耳针法:取皮质下、降压沟、脑点、内分泌、交感、神门、心、肝、肾等,每天或隔天1次,每次选1~2穴,留针30分钟。亦可用埋针法,或用王不留行籽外贴。

(3)皮肤针法:部位以后颈部及腰骶部的脊椎两侧为主,结合乳突区和前臂掌面正中线,轻刺激,先从腰骶部脊椎两侧自上而下,先内后外,再叩刺后颈部、乳突区及前臂掌面正中线。每天或隔天1次,每次15分钟。

(4)穴位注射法:取足三里、内关,或三阴交、合谷,或太冲、曲池。三组腧穴交替使用,每穴注射0.25%盐酸普鲁卡因1 mL,每天1次,或取瘈脉穴,注射维生素 B_{12} 1 mL,每天1次,7次为1个疗程。

3.推拿疗法

一般以自我推拿为主,常用方法如揉攒竹、擦鼻、鸣天鼓、手梳头、揉太阳、抹额、按揉脑后、推桥弓、搓手浴面、揉腰眼、擦涌泉等,并辅以拳掌拍打。

4.传统体育疗法

传统体育是高血压康复的有效手段,既可起到一定的降压效果,又能调整机体对运动的反应性,从而促使患者康复。

(1)太极拳:太极拳动作柔和、姿势放松、意念集中,强调动作的均衡和协调性,有利于高血压患者放松和降压。一般可选择简化太极拳,不宜过分强调高难度和高强度。

(2)气功:气功的调心、调息和调神有辅助减压的效果,能稳定血压、心率及呼吸频率,调节神经系统。一般以静功为主,辅以动功。初始阶段可取卧式、坐式,然后过渡到立式、行式,每次 30 分钟,每天 1～2 次。

5.其他疗法

(1)音乐疗法:聆听松弛镇静性乐曲。如二泉映月、渔舟唱晚等,以移情易性,保持心情舒畅,精神愉快,消除影响血压波动的有关因素。

(2)饮食康复:饮食需定时定量,不可过饥过饱,不暴饮暴食。肥胖与钠摄入量高均与高血压有明显关系,因此日常宜采用低脂、低热量、低盐饮食,尤其应重视低盐饮食。一般摄盐应控制在每天 6 g 以下,病情较重者应限制在每天 2 g 以下。在限盐的同时,适当增加钾的摄入量(蔬菜水果中含量较丰富)。然而,也不必过分拘泥而长期素食,以防止顾此失彼,造成营养不良或降低人体抵抗力而罹患其他疾病。

三、注意事项

(1)急进性高血压,重症高血压或高血压危象,病情不稳定的Ⅲ期高血压患者不宜传统康复治疗。

(2)伴随其他严重并发症,如严重心律失常、心动过速、脑血管痉挛、心力衰竭、不稳定型心绞痛等不宜传统康复治疗。

(3)出现明显降压药不良反应而未能控制、运动中血压过度增高[收缩压＞29.3 kPa(220 mmHg)或舒张压＞14.7 kPa(110 mmHg)]不宜传统康复治疗。

(4)继发性高血压一般应针对其原发疾病进行治疗。

第五节　慢性阻塞性肺疾病

慢性阻塞性肺疾病(COPD)是一种具有气流受限特征的肺部病证,气流受限不完全可逆,并呈进行性发作,与肺部对有刺激气体或有刺激颗粒的异常炎症反应有关。COPD 与慢性支气管炎和肺气肿密切相关。当慢性支气管炎、肺气肿患者肺功能检查出现气流受限、并且不完全可逆时,即属 COPD。如患者只有"慢性支气管炎"和/或"肺气肿",而无气流受限,则不能诊断为 COPD,可将具有咳嗽、咳痰症状的慢性支气管炎视为 COPD 的高危期。

COPD 属中医"哮证""喘证""肺胀"等疾病范畴,认为本病多因内伤久咳、支饮、哮喘、肺痨等慢性肺系统疾病,迁延失治,痰浊潴留,气滞肺间,日久导致肺虚,复感外邪诱使病情发作加剧。

一、康复评定

(一)现代康复评定方法

1.病史

COPD 起病缓慢,病程较长。

2.症状

主要有慢性咳嗽、咳痰、喘息、胸闷、气短或呼吸困难等。同时,出现运动耐力下降,活动的范围、种类和强度减少甚至不能活动。

3.体征

本病早期体征不明显,随着病情的进展可出现桶状胸、呼吸变浅、频率加快、辅助呼吸肌活动增强。重症患者可出现呼吸困难或发绀。叩诊肺部过清音,心浊音界缩小,肺下界和肝浊音界下降。听诊两肺呼吸音减弱,呼气延长,平静呼吸时可闻及干啰音,肺底和其他部位可闻及湿啰音。

4.X 线检查

肺容积增大,膈肌位置下移,双肺透亮度增加,肋间隙增宽,肋骨走行扁平,心影呈垂直狭长。

5.呼吸功能徒手评定分级

大多数 COPD 患者都不同程度存在呼吸困难,通过让患者做一些简单的动作或短距离行走,根据患者出现气短的程度可初步评定其呼吸功能。徒手评定一般分为 0～5 级(表 5-2)。

表 5-2　呼吸功能的徒手评定分级方法

分级	表现
0	虽然不同程度的阻塞性肺气肿,但活动时无气短,活动能力正常,疾病对日常生活无明显影响
1	一般活动时出现气短
2	平地步行无气短,速度较快或登楼、上坡时,同龄健康人不觉气短而自己有气短
3	慢走 100 m 以内即有气短
4	讲话或穿衣等轻微活动时即有气短
5	安静时出现气短,不能平卧

6.肺功能测试

(1)用力肺活量(FVC):指深吸气至肺总量位,然后用力快速呼气直至残气位时的肺活量。

（2）第1秒用力呼气量（FEV$_1$）：为尽力吸气后尽最大努力快速呼气，第1秒所能呼出的气体容量。

临床评价通气功能障碍的两项主要指标为 FEV$_1$ 占预计值的百分比（即FEV$_1$%）和 FEV$_1$ 占 FVC 的百分比（即 FEV$_1$/FVC）。通过这两项指标来评价气流的阻塞程度，用于 COPD 肺功能的分级（表5-3）。

表 5-3　肺功能的分级标准

分级	FEV$_1$%	FEV$_1$/FVC（%）
基本正常	＞80	＞70
轻度减退	80～71	70～61
显著减退	70～51	60～41
严重减退	50～21	≤40
呼吸衰竭	≤20	

7.COPD 的严重程度分级

肺功能康复是慢性阻塞性肺疾病的康复的主要内容，根据慢性阻塞性肺疾病全球倡议，将本病的严重程度分为5级（表5-4）。

表 5-4　COPD 严重程度分级

级别	分级标准
0（危险期）	有慢性咳嗽、咳痰症状；肺功能正常
Ⅰ（轻度）	伴或不伴慢性咳嗽、咳痰症状；FEV$_1$/FVC＜70%，FEV$_1$≥80%预计值
Ⅱ（中度）	伴或不伴慢性咳嗽、咳痰、呼吸困难症状；FEV$_1$/FVC＜70%，30%≤FEV$_1$＜80%预计值
Ⅲ（重度）	伴或不伴慢性咳嗽、咳痰、呼吸困难症状；FEV$_1$/FVC＜70%，30%≤FEV$_1$＜85%预计值
Ⅳ（极重度）	伴慢性呼吸衰竭；FEV$_1$/FVC＜70%，FEV$_1$＜30%预计值

8.COPD 病程分期

（1）急性加重期：在疾病过程中，短期内咳嗽、咳痰、气短和/或喘息加重、痰量增多，呈脓性或黏液脓性，可伴发热等症状。

（2）稳定期：患者咳嗽、咳痰、气短等症状稳定或症状轻微。

9.活动能力评定

（1）活动平板试验或功率车运动试验：通过活动平板或功率车进行运动试验可获得最大吸氧量、最大心率、最大代谢当量（MET）值、运动时间等量化指标来评定患者的运动能力，也可通过活动平板运动试验中患者主观劳累程度分级

(Borg 分级)等半定量指标来评定患者的运动能力。

（2）定量行走评定（6 分钟步行试验）：适用于不能进行活动平板试验的患者，让患者行走 6 分钟，记录其所能行走的最长距离，以判断患者的运动能力及运动中发生低氧血症的可能性。

（3）日常生活活动能力评定：可根据需要进行 Barthel 指数、Katz 指数、修订的 Kenny 自理指数和 Pulses 等评定。

（二）传统康复辨证

1.病因、病机

本病病位主要在肺、脾、肾及心，病变首先在肺，继而影响脾、肾，后期则病及于心。因肺主气、司呼吸，开窍于鼻，外合皮毛，故外邪从口鼻、皮毛入侵，多首先犯肺，以致肺之宣降功能不利，气逆于上而为咳，升降失常而为喘。久则肺虚，而致主气功能失常，影响呼吸出入，肺气壅滞，导致肺气胀满，张缩无力，不能敛降。若肺病及脾，子盗母气，脾失健运，则可导致肺脾两虚。肺为气之主，肾为气之根，若久病肺虚及肾，肺不主气，肾不纳气，可致咳喘日益加重，吸气尤为困难，呼吸短促难续，动则尤甚。肺与心同居胸中，经脉相通，肺气辅佐心脏治理，调节血脉的运行，心阳根于命门真火，故肺虚治节失职，或肾虚命门火衰，均可病及于心，使心气无力、心阳衰竭，甚则可以出现喘脱等危候。

2.四诊辨证

（1）稳定期分为肺虚、脾虚、肾虚 3 型进行康复评定。①肺虚型：偏气虚者易患感冒，自汗怕风，气短声低，或兼见轻度咳喘，痰白清稀；偏阴虚者，多见呛咳，痰少质黏，咽干口燥。②脾虚型：偏气虚者常常痰多，倦怠，气短，食少便溏；伴阳虚者，则可见形寒肢冷，泛吐清水等症状。③肾虚型：平素常短气息促，动则尤甚，吸气不利，腰膝酸软。

（2）急性加重期一般分为以下 2 型行康复评定。①外寒内饮型：咳逆喘满不得卧，气短气急，咳痰白稀、呈泡沫状，胸部膨满；或恶风寒，发热，口干不欲饮，周身酸楚，面色青黯，舌体胖大，舌质黯淡、舌苔白滑，脉浮紧或浮弦滑。②痰热郁肺型：咳逆喘息气粗，胸满烦躁，目睛胀突，痰黄或白、黏稠难咯；或发热微恶寒，溲黄便干，口渴欲饮，舌质红黯、苔黄或白黄厚腻，脉弦滑数或兼浮象。

二、康复策略

COPD 目前尚无有特效的治疗方法。其病程可长达数十年，在缓解期因症状轻微常被患者忽视,若出现并发症,如肺心病、肺性脑病、呼吸衰竭等往往预后不良。因此在缓解期进行康复治疗是非常必要的。

COPD 急性加重期病情严重者应住院治疗,采取控制性氧疗、抗感染、舒张支气管、纠正呼吸衰竭等多种方法对症治疗,不宜进行康复治疗。COPD 患者的传统康复治疗应在稳定期进行。由于稳定期患者气流受限的基本特点仍持续存在,如果不做有效治疗,其病变长期作用的结果必然会导致肺功能的进行性恶化。因此,应重视 COPD 患者稳定期的传统康复治疗,采取综合性康复治疗措施,以减轻症状,减缓或阻止肺功能进行性降低为目标。

COPD 的传统康复治疗主要有针灸、推拿、中药疗法、食疗、运动疗法、情志康复等具有中医特色的治疗手段和方法。通过全面的传统康复治疗措施,可明显改善患者症状,增加呼吸运动效率,提高生活自理能力,减少住院次数,从而延长患者寿命,提高生活质量。

三、康复治疗

(一)中药疗法

1.内服法

(1)肺脾两虚者可见喘促短气,乏力,咳痰稀薄,自汗畏风,面色苍白,舌淡脉细弱,或见口干,盗汗,舌红苔少,脉细数,或兼食少便溏,食后腹胀不舒,肌肉消瘦,舌淡脉细。治以健脾益气,培土生金,方取补中益气汤加减。

(2)肺肾两虚者可见胸满气短,语声低怯,动则气喘,或见面色晦黯,或见面目水肿,舌淡苔白,脉沉弱。治以补肺益肾,止咳平喘,方取人参蛤蚧散加减。

(3)肺肾阴虚者可见咳嗽痰少,胸满烦躁,手足心热,动则气促,口干喜饮,舌红苔少,脉沉细。治以养阴清肺,方取百合固金汤加减。

(4)脾肾阳虚者可见胸闷气憋,呼多吸少,动则气喘,四肢不温,畏寒神怯,小便清长,舌淡胖,脉微细。治以补脾益肾,温阳纳气,方取金匮肾气丸加减。

2.外治法

白芥子、延胡索各 20 g,甘遂、细辛各 10 g,麝香 0.6 g,共为细末,用姜汁调和,在夏季三伏天时,每伏第一天外敷于肺俞、膏肓、颈百劳等腧穴,4 小时后除去,共分 3 次敷完。每年 1 个疗程。

3.药膳

药膳可以提高本病康复治疗效果,现介绍几种常用药膳。

(1)紫苏粥:紫苏叶 10 g、粳米 50 g、生姜 3 片,大枣 5 枚。具有祛风散寒,理气宽中的作用。

(2)枇杷饮:枇杷叶 10 g、鲜芦根 10 g。具有祛风清热,止咳化痰的作用。

(3)鲫鱼汤:鲫鱼 200 g 以上 1 条,肉豆蔻 3～5 g。具有健脾益肺的作用。

(4)梨子汤:梨子 200 g,川贝 10 g。具有养阴润肺化痰的作用。

(5)薏苡杏仁粥:薏米 50 g、杏仁(去皮尖)10 g。具有健脾祛湿,化痰止咳的作用。

(6)人参蛤蚧粥:蛤蚧粉 2 g、人参 3 g、糯米 75 g。具有补肺益肾,纳气定喘的作用。

(7)虫草全鸭汤:冬虫夏草 10 g、老雄鸭肉 300 g、黄酒 15 g、生姜 5 g、葱白 10 g、胡椒粉 3 g、食盐 3 g。具有补肺益肾,平喘止咳的作用。

(8)紫河车汤:紫河车 1 个,生姜 3～5 片。具有补肺疗虚的作用。

(二)针灸治疗

以毫针刺法、灸法为主,以疏通经络、宣肺止咳为原则。

1.毫针刺法

主穴:肺俞、脾俞、肾俞、膏肓、气海、足三里、太渊、太溪、命门。

配穴:合谷、天突、曲池、列缺。

操作方法:每次选 3～5 穴,常规方法针刺,用补法,隔天 1 次。

2.灸法

主穴:大椎、风门、肺俞、肾俞、膻中、气海。

操作方法:用麦粒灸,每穴每次灸 3～5 壮,10 天灸 1 次,3 次为 1 个疗程。

(三)推拿治疗

以疏通经络、宣肺止咳为原则,分部选择腧穴进行推拿治疗。

1.按天突

适用于阵咳不止或喉中痰鸣不易咳出,或气短不能平卧者。用拇指按压天突穴。注意拇指要从天突穴向胸骨柄内面按压,以有酸胀感为宜。按压 10 次。

2.叩定喘

适用于剧咳不出、气喘明显者。在该部用指尖叩击,症状常可缓解。

3.叩丰隆

功能化痰止咳。手握拳状,以指间关节背侧叩击该穴。

4.叩足三里

功能调理脾胃,手法同叩丰隆。

5.宽胸按摩

常用于呼吸烦闷不畅时。①抹胸:两手交替由一侧肩部由上而下呈斜线抹至对侧肋下角部,左右各10次;②拍肺:两手自两侧肺尖部开始沿胸廓自上而下拍打,两侧各重复10次;③捶背:两手握空拳,置于后背部,嘱患者配合呼吸,呼气时由内向外捶打,同时背稍前屈;吸气时由外向内拍打,同时挺胸,重复10次;④摩膻中:用掌根按于膻中穴,做顺、逆时针方向按摩各36次。

(四)传统运动疗法

常用的传统运动疗法如八段锦、易筋经、少林内功、五禽戏等。

四、注意事项

(一)饮食调理

饮食做到"三高四低","三高"即高蛋白、高维生素、高纤维素,故宜多食用瘦肉、豆制品、鱼类、乳类等含蛋白量较高食品,以及蔬菜、水果、菌类、粗粮等含维生素、纤维素较多的食物,经常食用有助于增加营养,改善体质,通畅大便,排出毒素。"四低"即饮食中应注意低胆固醇、低脂肪、低糖、低盐。

(二)调节情绪

对患者及时有效地运用语言疏导法,有助于病情的康复和生活质量的提高。首先要改善患者对本病的消极态度,协助其解脱因呼吸困难而产生的焦虑,又因焦虑而产生呼吸困难的恶性循环。其次,应鼓励患者参加适当的活动,改善其躯体功能。另外,要及时发现患者潜在的身体和心理方面的异常变化,防止患者因极度痛苦而感到绝望,甚至产生自杀行为。医护人员及家属要多与患者交流,以满足患者对关怀的需求,消除抑郁、孤独的情绪。

(三)吸氧

绝大多数患者有低氧血症,尤其夜间容易发生缺氧,吸氧可以使患者运动能力提高,也可以防止肺动脉高压的发展,及肺心病的发生。

(四)慎起居

平时要注意防寒保暖、忌烟酒、远房事、调情志、加强体育锻炼,增强体质,提高机体免疫力。

第六节　腰椎间盘突出症

一、导引

导引治疗腰椎间盘突出症的原理,是通过经络的生理功能来实现的。通过功能的锻炼,畅通经络气血,使颈部肌肉韧带松弛;颈部关节的活动,后纵韧带绷紧,有助于突出髓核的还纳,减轻对神经根和脊髓的刺激和压迫。还可增强颈部前后肌群的肌力,加强颈部的稳定性。

(一)调身

可采用坐式、卧式或站式。

坐式:可采用平坐式(坐在方凳或椅子上,身体自然端正,头正直,松肩含胸,口眼轻闭,两手轻放大腿上,腰部自然挺直,腹部宜松,两足平行分开,两膝与肩等宽或相距两拳)、靠坐式(靠坐在靠椅或沙发上,其余做法同平坐式)、盘坐式(床、炕或地面铺坐垫均可盘坐。可用自然盘,即上半身与平坐相同,身体略往前倾,臀部稍垫高,两腿交叉盘起,两手相互轻握,置于腰前或分放大腿上;或用单盘,即将一腿置于另一腿上,余同自然盘;或用双盘,即将左足置于右腿上,同时将右足置于左腿上,两足心朝天。余同自然坐)或跪坐式(两膝着地,脚朝上,身体自然坐在脚掌上,两手相互轻握置于腹前。余同平坐式。

卧式:可采用仰卧(全身仰卧于床上,头正,枕头高低适宜,轻闭口眼,四肢自然伸直,两手分放身旁或相叠于腹部。本式适宜于体弱患者及睡前练功)、侧卧(一般采用右侧卧位。腰部宜稍弯,身成弓形,头略向胸收,口眼轻闭,上侧的手掌自然放在胯部,下侧的手置于枕上,手掌自然伸开,下侧的小腿自然伸直。上侧的腿弯曲放在下侧腿上。体弱的人,不惯仰卧的人可做本式。)

站式:可采用三圆式(两脚左右分开,与肩等宽,两脚尖呈内八字,站成一半圆形。两膝微屈,收胯直腰,含胸拔背,两臂抬起,两手与乳部平,作环抱树干状。两手指均张开弯曲如抱球状,两手掌心相对,距离 20 cm 左右。头部正直,两眼平视前方某一目标或向下看前方 1～2 m 处地面某一目标。口轻闭,舌尖轻抵上腭。所谓三圆是足圆、臂圆、手圆)、下按式(两脚左右分开,与肩等宽,两臂自然下垂,两手指伸直向前,掌心似按向地面。余同三圆式)或伏虎式(左脚向前跨出一步,两脚相距约 1 m,成丁字步,身体稍向下蹲,前后两脚均屈成 90°角。左手置于左膝上方,右手竖在右膝上,均与膝部 2 cm 左右。左手似把着虎头,右手似把着虎座。头部正直,眼向左前方平视。也可向右侧做)站式适合体力较好的患者。

上述姿势虽各有一定要求,但主要的是要掌握"四要两对"。四要是一要塞兑垂帘,即轻合口,轻闭目而露一线之光;二要沉肩垂肘,即两肩松开,两肘下垂;三要松颈含胸,即颈部松弛,胸部内含;四要舒腰松腹,即坐则腰直,卧则腰弯,腹部放松。两对是一为鼻与脐对,正面视之,鼻与脐成一直线;二为耳与肩对:侧面观之,耳直对肩。

(二)调息

调息就是调练呼吸。本功可采用自然腹式呼吸。即呼吸时腹部随呼吸起伏。

(三)调心

调心即意念锻炼。本功要求在人体背部纵行线上虚设两个区域,一上一下。两个区域的具体位置,可以一在机体,一在空间,也可以均在机体。练功开始后,心静体松,用微微意念,存思在两个区域之中,分心两用,双方兼顾。力则从此而生,自行牵拉。腰椎间盘突出症患者可思牵拉腰椎段:头顶前上 3 寸空间-夹脊区。在调心时,要避免着意、着相、执著 3 种倾向。用意要轻,要求若有意,若无意,勿忘勿助,似守非守。着意、着相是指过于意守某些部位,存想过甚,执著是说有意追求某种现象。这三种都可能引起不良后果。

在做上述锻炼时,注意全身放松、心静、配合呼吸,动作一定要缓慢、柔和,切忌僵硬用力。目前流行的许多功法对本病有效,如大雁功、太极拳等,患者可根据自己的具体情况,加以选择锻炼。

二、自然疗法

(一)泉浴和药浴疗法

1.泉浴疗法

泉浴疗法,主要指温泉浴,广义而论则可包括其他矿泉浴。用于腰椎间盘突出症主要是指温泉浴。中医学认为,温泉水味辛而有微毒,外浴可以温通经络,活血化瘀,舒筋强骨,祛风除湿,通痹止痛。因此在腰椎间盘突出症的康复治疗中是一种很好的疗法。

水温:应在 37～42 ℃为好。可采用全身浴,时间在 15～30 分钟。20～30 次为 1 个疗程。每天 1 次。6 天后休息一天。两疗程间应有 1～2 周的间隔。

身体虚弱者、老年人、高血压或低血压者要注意发生脑血管意外、缺血、虚脱。此外,沐浴后要注意避风受凉。

2.药汤浴

药汤浴是根据中医辨证论治原则,依据病情需要,选择一定方药,水煎趁热进行局部或全身熏洗。临床用于腰椎间盘突出症的康复治疗,有着较好的辅助作用。

药汤浴的方法:以熏洗法或局部浸浴为主,且常趁药液温度高时,先熏后洗,再浸浴。常用药汤浴方剂介绍如下。①祛风活血洗方。组方:丹参,威灵仙,防风,荆芥,桑枝,桂枝,五加皮,当归各 30 g。用法:上方加水 3 000 mL,水煎,用毛巾蘸药水洗敷腰部。功用:祛风散寒,活血通络。主治腰椎间盘突出症,风寒外侵,瘀血阻络者。②活络洗方。组方:炒艾叶,生川乌,木瓜,防风,五加皮,当归,地龙,羌活,土鳖,伸筋草各 30 g。功用:行气活血,通络止痛。治腰椎间盘突出症风寒湿痹证兼有瘀血者。③灵仙五物汤。组方:威灵仙 30 g,苦参,穿山甲,香附,透骨草各 10 g。功用:理气活血通络。主治腰椎间盘突出症以骨质增生为主。④乌附麻辛桂草姜汤。组方:制川乌,制附子,麻黄,桂枝,细辛,干姜,甘草各适量。功用:温阳祛风,活血止痛。主治腰椎间盘突出症风寒湿痹型。

(二)饮食与药膳调理

腰椎间盘突出症康复阶段,药食的调理应以补肾强筋壮骨为本。还应辨清病情或扶正祛邪并用,务求精当,最忌滥用。下面简介几种有关方法,以备临床参考。

1.活血化瘀

可选用丹参、桃仁、红花、山楂、当归、川芎、赤芍等药物,制为酒剂、粥等使用。如每 500 g 白酒可分别加入丹参 30 g、红花 100 g、当归 100 g(川芎、赤芍等相同)等,一般 7 天后可服用。每用 10 mL,饭前服,每天 2～3 次。桃仁、山楂亦可做成粥食用,桃仁每用 10 g,山楂每用 30 g,早晚可配合食用(山楂不可空腹服用)。

2.祛风除湿,强壮筋骨

可选用木瓜、五加皮、薏苡仁、狗骨、防风、川乌、麻黄、桂心等药物,制为酒剂或粥使用。如《本草纲目》上的五加皮酒、薏苡仁酒等(五加皮 50 g 或薏苡仁 100 g,糯米 500 g,酒曲适量,若五加皮当先煎两次,用煎液煮米成饭,若薏苡仁则与米分别煮成饭拌匀,然后加入酒曲发酵成酒酿。供用)。二酒可祛风湿,强筋骨,五加皮酒可用于风痹型者,薏苡仁可用于着痹型者。麻黄桂心酒是用麻黄

150 g,桂心 60 g,酒 200 g,一同文火煎,待药液稠厚时取液晾凉,供用。每服一汤匙。每天 1～2 次。空腹服用。此酒可散寒止痛,用于痛痹型者。防风、川乌可作粥用。如《千金方》的防风粥(先将防风 10～15 g、葱白两茎煎取药汁,另将粳米 50 g 煮粥,待粥将熟时加入药汁,煮熟,趁热服)可祛风散寒,治风寒之痹;《普济本事方》的川乌粥(先将生川乌 3～5 g 制极细粉末,另将粳米煮粥,待粥沸,加入川乌粉,并改用文火缓煎成粥,粥熟加入姜汁约 10 滴,入蜂蜜适量搅匀,再稍煮 1～2 沸即可)。有除寒湿、利关节、温经止痛之用。此外注意川乌与半夏、贝母、白及、白蔹等相反,不得同用。

3.补肾

可根据肾阴、肾阳虚损之不同,分别选用枸杞子、淫羊藿、鹿茸等制酒,或用《景岳全书》之法制黑豆。《圣惠方》的枸杞子酒(用枸杞子 200 g 加入白酒 400 mL 中密封,7 天后用)。可滋补肝肾之阴;《本草纲目》的淫羊藿酒(将淫羊藿 60 g 装布袋中,浸入 500 g 酒中密封,3 天后即可供用)、鹿茸酒(将鹿茸 3～6 g,山药 30～60 g,浸入白酒 500 mL 中密封,7 天后可用)有补益肾阳的作用。景岳全书的法制黑豆用黑豆 500 g,茯苓、山萸肉、当归、桑椹、熟地黄、补骨脂、菟丝子、旱莲草、五味子、枸杞子、地骨皮、黑芝麻各 10 g,食盐 100 g 制成(先将黑豆泡30 分钟,除食盐外的其余药物装入布袋中扎口,放入锅中加水适量进行煎煮,每30 分钟取汁 1 次,共取 4 次,加入黑豆和食盐,用武火将其煮沸后,改文火煎熬,直至药汁被黑豆吸尽。将制好的黑豆曝晒至干,备用。每天随量嚼服)。本品有补肾益精,强壮筋骨的作用。

三、药物、针灸疗法、推拿疗法

正气虚损和正虚邪恋是腰椎间盘突出症康复阶段的主要病理机制。经过临床治疗,虽症状得以控制,但腰椎间盘退变这一基本病理尚未能彻底根除,仍需一较长的治疗和恢复过程。此外有些尚余留一些症状,此因病邪尚未完全除尽,气血尚未通畅。因此扶正固本和扶正祛邪是康复治疗的主要原则和方法。

用药轻灵是康复阶段药物治疗的要点。所谓用药轻,是指药量,轻重相宜,对于康复阶段的疾病,已经由急性转为慢性,治疗上不能急于求成,在药物上当用小量服之,使正气渐复,邪气渐消,方能"窨然而日彰"。用于正气的恢复,就如雨露滋润,而禾苗渐生,使正气渐复,欲速则如"拔苗助长",反有壅塞之弊;用于余邪痼积,就如春起而回温,阳气布散,则阴气自消,攻欲速则致正气更伤,而余邪深伏,故曰"虚邪之体,攻不可过",此之谓也。在腰椎间盘突出症的康复阶段,一般可用一些丸、散、膏、丹之类或小剂量汤剂长期服用。所谓灵,是指用药的灵动。在疾病的康复阶段,重在调理,使用补剂时,应辅以疏导之药,使补而不滞;在使用祛邪之通剂时,则必加少量收敛之药,使散中有收,而不耗伤正气。

四、牵引与固定

(一)家庭牵引疗法

腰椎牵引的主要作用是:限制腰椎活动,以减轻神经根的充血、水肿;解除腰部肌肉痉挛;减轻椎间盘的压力,增大椎间隙及椎间孔,减轻其对神经根的压迫;解除关节突滑膜嵌顿,使移位的椎间关节复位。腰椎牵引可采用仰卧位牵引。牵引时间为 20～30 分钟,每天 1～2 次,10 次为 1 个疗程,应坚持足够疗程以取得良好的疗效。

(二)腰椎矫形器

腰椎矫形器可以起到对腰椎的制动和保护作用,有助于症状缓解和组织修复。但并非康复治疗的用具。通常只用于急性发作期或症状较重者。急性期过后,不宜长期佩带腰椎矫形器以免引起腰肌萎缩、关节僵硬,不利于腰椎间盘突出症康复。

五、心理康复治疗

(一)恐惧心理

每个腰椎间盘突出症患者最担心的是引起瘫痪,害怕丧失工作和生活能力是患者的主要心理,尤其是病情严重或已经出现肢体功能障碍的患者,更容易产生这种心理。

对策:进行腰椎间盘突出症科学知识的普及和教育,使他(她)们了解到,只要经过科学的恰当的治疗,上述的情况是完全可以避免的,即使是严重的类型者,只要治疗得当,也可避免发生或经治疗后好转(或痊愈),以消除其悲观、恐惧心理。

(二)悲观心理

大多产生于已经某些治疗而失败或疗效甚微的患者,严重者可产生悲观厌世的情绪。这种心理除了与治疗有关的诸因素外,亦与患者的心理作用有关。

对策:帮助患者分析治疗失败或疗效不佳的原因,若因治疗措施不当者,可改用正确的治疗方法,若因疗程不够者,要帮助患者克服急躁心理,稳定情绪,耐心配合治疗,树立起战胜疾病和治疗的信心。尤其是各种神经精神症状,肢体瘫痪和语言障碍之类者,可适当加以暗示以促使其恢复。

(三)急躁情绪

多与性格、职业和年龄有关。很多患者恨不得第二天就能治愈,他们要求医师使用最好的疗法、最好的药物,要求在最短的时间内得到满意的疗效。短期没有达到患者的要求,有些患者就会失去信心,改换主治医师,并要求改变治疗方法。

对策:告知患者,腰椎间盘突出症的演变为一缓慢过程,因此,治疗和康复治疗上也需要一定的时间,并随着病程较长、病情的程度的严重而需要更多的康复时间。患者必须明白这一道理,克服急躁情绪,否则,不仅影响疗效,且使患者长期处于不稳定状态,以致常难以坚持需一定时间方可显示疗效的疗法。因此,亦应设法克服与改变这种心理状态。

六、睡眠体位

理想的睡眠体位应该是使胸部及腰部保持自然曲度、双髋及双膝呈屈曲状,如此可使全身肌肉放松。但并非每个患者均能习惯此种体位。因此亦可根据其平日的习惯不同而采取侧卧或仰卧,但不宜俯卧,因俯卧既不利于保持腰部的平衡,又影响呼吸。尤其是对病情严重的脊髓型患者。

床铺的选择:各种床铺各有其优缺点,但从腰椎间盘突出症的预防与治疗角度来看,应选择以木板为底的席梦思床,因为将此种类似沙发结构的弹性床垫放在木床板上,可随着脊柱的生理曲线而具有相应的调节作用。尤其是目前国内外已采用的多规格弹簧结构,它是根据人体各部位负荷大小的不同和人体曲线的特点,选用不同规格的弹簧合理排列组合的,从而达到维持人体生理曲线的作用。

七、功能锻炼

(一)易筋经

运动疗法的主要目的是:改善腰部血液循环,增强腰部肌肉力量,改善腰椎椎间关节、韧带、关节囊的功能,加强腰椎的稳定性,促进炎症的消退,缓解肌肉痉挛,减轻疼痛。提高中枢神经的紧张性、兴奋性和反应性,增强神经系统的调节功能,改善患者的心血管系统及呼吸系统功能,改善组织器官的营养代谢,提高药物疗效和矫正不良的身体姿势等。

在腰椎间盘突出症急性发作期内原则上保持静止和卧床休息,禁止任何形式的运动和锻炼。在康复期,主要进行腰椎各种伸展运动。练习时应平稳、慢速,并在患者能耐受的情况下进行,避免因过度锻炼引起损伤和症状复发。练习可以在家中进行,要持之以恒,长期坚持下去。

"易",指移动、活动;"筋",泛指肌肉、筋骨;"经",指常道、规范。顾名思义,"易筋经"就是活动肌肉、筋骨,使全身各部分得到锻炼,从而增进健康、祛病延年的一种传统养生康复方法。

易筋经是为了锻炼肌肉、筋骨而创立的。易筋经活动以形体屈伸、俯仰扭转为特点,以达到"抻筋拔骨"的锻炼效果。对青少年来说,这种方法可以纠正身体的不良姿态,促进肌肉、骨骼的生长发育;对于年老体弱者来讲,经常练此功法,可以防止老年性肌肉萎缩,促进血液循环,调整和加强全身的营养和吸收;对慢性疾病的恢复以及延缓衰老都很有益处,尤对于腰背疼痛康复有重要作用。

《易筋经》一书自明代为道家所创以来,广泛流传于武林界及民间。《易筋经》因作者托名创建少林寺院的印度法师达摩编写,后又名为《少林拳术精义》。《易筋经》的基本理论和练功方法对少林拳的发展起到了积极的推动作用,并深受武林界人士的重视和推崇。易筋经是一种动静结合,松紧结合的锻炼方法。其刚柔并济,内外兼行的练功方法与中医学理论的密切联系对后世推拿门派的形成亦起了独特的指导意义。

《易筋经》面世近400年来,广泛流传于民间。其功法各流派之间稍有差异,但其练功的本质并无大异,皆为十二式。下面再介绍一种流派的《易筋经》以飨读者。

预备姿势:两腿开立,全身放松,调匀呼吸(图5-1)。易筋经十二式,各式预备姿势完全相同,故以下从略,不再重复。

1.捣杵舂粮

屈肘、立掌至胸前,掌心相对(相距2~3寸)手型如拱(图5-2)。吸气时,用暗劲使掌根内挤,指向外翘(按:用暗劲是指形体姿势不变,而肌肉用力紧张起来);呼气时放松。可酌情做8~10次,多至20次不等。

2.扁担挑粮

两臂侧平举,立掌,掌心向外。吸气时,臂后挺,胸部扩张;呼气时,掌向外撑,指尖内翘(图5-3)。可反复进行8~20次不等。

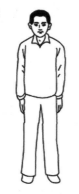

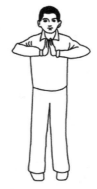
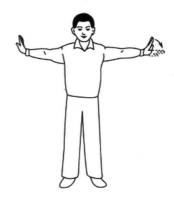

图 5-1　预备姿势　　　　　　图 5-2　捣杆舂粮　　　　　　图 5-3　扁担挑粮

3.扬风净粮

两臂上举,掌心向上。全身伸展,臂挺直。吸气时,两手尽力上托,两脚用力下蹬;呼气时,全身放松,掌心向前下翻(图 5-4)。可反复做 8～20 次不等。

4.换肩扛粮

右手上举,掌心向下,两目仰视右掌心;左臂自然置于背后(图 5-5)。吸气时,头往上顶,肩后挺;呼气时,全身放松。连续做 5～10 次后,两手交换。

5.推袋垛粮

两臂前平举,立掌,掌心向前,目平视(图 5-6)。吸气时,两掌用力前推,手指后翘;呼气时,放松。可连续做 8～20 次。

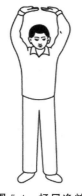
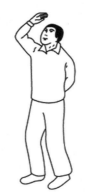
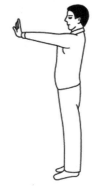

图 5-4　扬风净粮　　　　　　图 5-5　换肩扛粮　　　　　　图 5-6　推袋垛粮

6.牵牛拉粮

右脚跨步屈膝,成右弓步。双手握拳,右手举至前上方,左手斜垂于身后

（图 5-7）。吸气时，两拳紧握内收；呼气时，放松复原如图。连续做 5～10 次后，左右易位，随呼吸再做 5～10 次。

7.背牵运粮

两臂屈肘背于身后，左右手指相互拉住，足趾抓地，身体略前倾，状若背牵（图 5-8）。吸气时，双手拉紧，呼气时放松。连续做 5～10 次后，左右手易位，再做 5～10 次。

8.盘笋卸粮

左脚横跨一步，屈膝成马步。两手屈肘翻掌向上，小臂平举，如托重物（图 5-9）。吸气时，手用力上托；呼气时，两手翻掌向下，放松。可连续做 5～10 次。

9.围围粮

左手握拳，置于腰间，右臂伸向左前方，五指捏成钩手（图 5-10）。呼气，腰自左至右转，右手随之向右划圆，至身体正前方时，上体前倾；继续向左转时，上体伸直，同时吸气。连续做 5～10 次后，左右手交换，再做 5～10 次。

10.扑地护粮

右脚向前跨步，成右弓步。上体前倾，双手撑地，头微抬，眼看前下方（图 5-11）。吸气时，两臂伸直，上体抬高；呼气时，屈肘，上体前倾。连续做 5～10 次后，换左弓步，再做 5～10 次。此动作似模仿寻捉害虫之状。

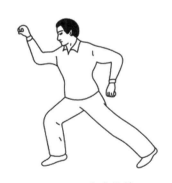
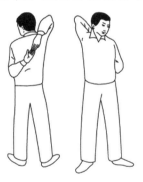
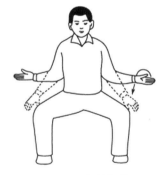

图 5-7　牵牛拉粮　　　　图 5-8　背牵运粮　　　　图 5-9　盘笋卸粮

11.屈体捡粮

两手用力合抱头后部，手指敲脑后若干次（即做"鸣天鼓"），先呼气，同时俯身弯腰，头探于膝间作打躬状；吸气时，身体挺直。此模仿捡粮动作（图 5-12）。可酌情做 8～20 次。

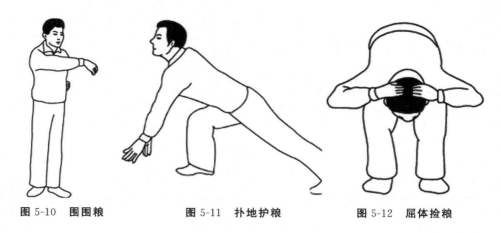

图 5-10　围围粮　　　　　图 5-11　扑地护粮　　　　　图 5-12　屈体捡粮

12.弓身收粮

上体前屈,两臂下垂,手心向上,用力下推,头上抬(图 5-13)。稍停片刻,上体直立,两臂侧举。呼气时屈体,吸气时直立。可连续做 8～20 次。

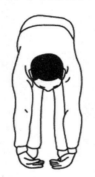

图 5-13　弓身收粮

注意:屈体时,足跟稍稍提起,直立时着地。

(二)泳疗法

泳疗法是按照腰椎间盘突出症康复治疗方案,利用水自身的机械刺激作用,即水的浮力作用,水的静压力作用,水的液体微粒运动对机体的摩擦作用、温热作用,促进患者机体康复的一种方法。游泳时手脚不停地运动,所有的肌肉群和内脏器官都参与有节奏的运动,可使脊柱充分伸展,肌肉对称发达,使躯体全面匀称协调的发展,同时游泳使人的皮肤脱氧胆固醇在紫外线照射下转变为维生素 D,从而促进钙磷吸收,有利于骨骼的钙化,适宜于各型腰椎间盘突出症的康复治疗。

有条件者,也可以充分利用海水浴。海水是一种含各种化学成分(氯化钠、氯化钙、硫酸钙、硫酸镁、碘盐、溴盐等)的矿水,还含有氡、镭等微量元素,浴疗中各种矿物质刺激皮肤,引起皮肤血管扩张,改善血液循环及组织间营养,促进新陈代谢,激活机体防御功能,有增强体质、提高机体免疫力、祛病延年的作用,适用于各种腰椎间盘突出症的治疗。

海水浴有两种方法,一是直接到大海中沐浴或游泳,浴前应先活动活动,然后用干毛巾摩擦身体数遍。沐浴时间依体质而定,循序渐进,逐渐增加;另一种浴法为碧海水浴,即取海水放入盆中煮热到一定温度进行沐浴。

八、未病先防

未病先防,也称无病防病。是指在人体没有发病之前,当采取各种积极而有效的措施,以防止疾病的发生,这是预防为主精神最突出的体现,每能收到事半功倍的效果。

(一)预防原则

1.注重形体锻炼

形体的锻炼活动,不仅可以促进气血流通,使人体筋骨强健,肌肉壮实,脏腑功能旺盛,增强体质,还能以动济静,调节人的精神情志活动,促进人的身心健康。预防腰椎间盘突出症的形体锻炼,要重在腰背肌群的锻炼及平衡运动的锻炼。运动锻炼的目的,可以促进脊柱及其周围组织的血液循环和代谢。进行有序的、适当的运动锻炼,还可以增进脊柱内外肌肉、韧带的活力,减少其疲劳,从而加强脊柱的内外稳定性,有效地防止腰椎间盘突出症的发生。

2.注意姿势体位

人体的姿势和体位与脊柱的活动密切相关,长期的不良姿势和体位,容易引起肌力失调,破坏脊柱的力学平衡,甚至导致脊柱的结构性改变。从生物力学角度来看,不良的体位在增加颈部劳损及椎间隙内压的同时,也增加腰椎间盘突出症的发生率;而正确的姿势则可减轻颈部的疲劳程度,当然也有利于腰椎间盘突出症的防治。

3.调摄日常生活

日常生活调摄,主要包括精神调摄、饮食调养、起居调理3个方面。精神情志的活动异常,虽不是腰椎间盘突出症的直接病因,但长期过激或突然剧烈的情志刺激,超过了人体调节适应范围,往往会成为腰椎间盘突出症的重要的间接病因,并常常使病情随情绪波动异常。故重视精神调摄,常使精神情志安静愉快(即静神)是预防腰椎间盘突出症的基本原则之一。

饮食是生命活动的基本需要,调理得当,不仅能维持正常的生命活动,提高机体的抗病能力,还可以对某些疾病起到治疗作用。饮食不节或调理不当,则可诱发腰椎间盘突出症。因此,饮食的合理调摄、适时有节亦是预防腰椎间盘突出症的重要环节。

有规律的生活和工作,有利于身心健康。根据"天人相应""形神合一"的整体观念,居处适宜,起居有常,节欲保精,自然有度,顺时摄养,慎防劳伤,是预防腰椎间盘突出症的重要内容。

4.防止病邪侵害

慎避外邪是预防养生学的一项重要原则。由于腰椎间盘突出症一个重要原因是由邪气入侵或劳伤、外伤等原因所致,故"虚邪贼风,避之有时"(《素问·上古天真论篇》),注意"避其毒气"以防止其致病和"染易",做好劳动保护防范外伤等均为预防腰椎间盘突出症的重要措施。

(二)预防方法

1.护养肾气,调神练形

腰椎间盘突出症的发生,多因劳伤,致肾气虚损,肾精不能生髓,骨失濡养,故发生骨及椎间盘退变。因此,护养肾气,使肾精充养于髓,是防止骨质和椎间盘退变的根本所在。

劳伤,包括劳力、劳思、房劳三个方面。劳力损伤筋骨,肝肾失调,精血失养,加剧了椎间盘的退变,并在一定的条件下,诱发椎间盘的突出;劳思伤及心脾,气血不足,肾精失去后天气血的濡养,加剧椎间盘的退变;房劳是指房事过度而不节,使肾精亏耗,精不能生髓,骨失濡养而退变。了解以上发病的原因,就应当注意劳动保护,不要疲劳过度,不要损伤筋骨,注意劳逸结合;脑力劳动者,则应避免过度劳思,注意身体的锻炼;同时亦应注意节制性生活,防止房劳太过。

调神的方法,要顺应四时,生活规律,饮食有节,起居有常,淡泊名利,远离声色,养静藏神,动形怡神,移情易性。经常参加适当的体育锻炼、欣赏音乐、歌舞、吟诗作画、交友觅胜、种花垂钓等情趣高雅、动静相宜的活动,使气血流畅,脏腑功能协调,增强体质,提高抗病康复能力。

2.保持正确的姿势和体位

(1)改善工作姿势:避免被迫体位。尽管我们强调在平日工作时应避免某一种体位持续过久,但由各种职业本身的要求。例如办公室工作人员、各种机动车司机、各种流水线的装配工、电脑操作者等,这些长期坐位、弯腰工作者,其椎间盘内压力随着时间的延长可骤然升高,一旦超过其本身代偿限度则必然产生髓核后移,乃至后突。因此应设法避免这一不良体位,但又必须保质保量完成工作。以下措施将有利于避免或减轻这一情况。

定期改变头腰部体位:因工作需要的被迫体位不可维持过久,15～20分钟即应直腰数分钟或站立数分钟,活动一下腰部,以便腰部肌肉放松。

自行腰部按摩:对已有腰椎间盘突出症早期症状者,在工作一段时间后不妨用自己双手对腰后肌群进行自我按摩。手法轻重适度,并在按摩的同时使腰椎前后左右适度活动。

(2)改善工作条件。选择合适的工作台高度:桌椅高度一定要根据个人身材高低加以调整。目前市场上出售的办公桌椅均属标准件,其高度并不适合每种身材,不同身材的人,均应通过调节椅子的高低,或前方加用脚垫而加以调整。

保持腰椎生理曲度:正常情况下,腰椎应呈前凸状,因此在坐位时亦应保持此种体位包括驾车途中、制图、绘画及上网等,均应保持腰部的前凸曲度。

(3)改善睡眠姿势。睡眠时,枕头不宜过高,以免使颈、肩、背肌劳损而发生脊柱病变。已患病者,一般以平躺为宜,侧卧时以患侧在上为佳,防止病情加重。或根据病情需要适当调整姿势与体位。

在一般情况下,腰背部平卧于木板床上(或以木板为底,上方垫以适当硬度的席梦思床垫亦可),使双膝、髋略屈曲。如此,可使全身肌肉、韧带及关节获得最大限度的放松与休息。对不习惯仰卧者,采取侧卧位亦可,但双下肢仍以此种姿势为佳。

3.运动锻炼

运动锻炼的目的,可以促进脊柱及其周围组织的血液循环和代谢,加强对代谢产物及炎性产物的及时排除,保证其正常的生理功能。进行有序的、适当的运动锻炼,还可以增进脊柱内外肌肉、韧带的活力,减少其疲劳,从而加强脊柱的内外稳定性,有效地防止腰椎间盘突出症的发生。

预防腰椎间盘突出症的形体锻炼,要重在腰背伸肌、臀肌、腹肌的锻炼,并配合股、腓、腘等部位肌肉的锻炼及平衡运动的锻炼。有条件时尽量适当地进行一些体育活动,如游泳、跑步及各种球类活动等。现在许多家庭已经有了家庭用健身器,对于形体的锻炼,防止腰椎间盘突出症有积极的意义。但在形体锻炼时亦应注意,锻炼时的运动量要因人而异,不可过量,但应持之以恒。

4.劳动防护

(1)劳逸结合。工作有计划、有步骤,避免过度紧张、劳累,以防积劳成疾。

(2)从事长期坐位或站位工作的人,应定时活动腰背部的肌肉、关节,以疏通筋脉,防止腰背肌肉过度疲劳而发病。

(3)定期进行身体检查,及时发现或防治各种脊柱病。

5.家庭中应避免潮湿及寒冷

低温及湿度与颈部疾病的发生与发展亦密切相关,因此在家庭中亦应避免此种不良刺激尤应注意以下两点。

(1)气候变化时,防止受凉:除应注意在初夏或晚秋在户外休息时,由于气温多变,易受凉而引起腰部肌肉痉挛或风湿性改变外,更应避免在空调环境下冷风持续吹向身体,特别是腰部,可以造成腰椎内外的平衡失调而诱发或加重症状。

(2)避免潮湿环境:室内环境过于潮湿,必然易引起排汗功能障碍,并易由此引起人体内外平衡失调而诱发腰椎间盘突出症以及其他骨关节疾病。因此,应设法避免。

九、既病防变

未病先防,固然是最理想而积极的措施,但人类生活在自然界,因种种因素亦难免患病。所以既病以后,仍应该采取积极的态度,争取早期作出诊断,予以早期治疗,截断疾病的转变,以安未受邪之地;若病征已趋痊愈,需注意愈后防复,以巩固已经取得的疗效。如果病邪侵入人体,不做及时的诊断和治疗,疾病就可由表及里,由浅入深,逐步发展,最后侵犯内脏,使病情变得越来越复杂而沉重,给治疗带来很大困难。因此在预防疾病的过程中,一定要掌握其发生,发展,传变规律,截断其传变途径,对可能发生的病变做到早发现,早治疗,以防传变。

(一)早期诊断

腰椎间盘突出症的早期诊断,无论对于临床疗效,还是预后都是非常重要的。病程和疗效间有着密切的关系,病程越短,疗效越好,反之越差。患者病程长的原因大多为两种,一是患者未能及时就诊,二是在就诊时未能及时明确诊断,以致误治、失治。由于误诊,使许多患者失去了治疗的最佳时机。腰椎间盘突出症,在髓核突出的初期,这种幼弱型的突出组织,可通过休息、推拿等治疗方法使其还纳到原来的位置,同时,及时地通过治疗可以消除损伤性炎性反应,改善局部血液循环,改变神经根的嵌压状态,从而减轻和消除临床症状。反之,如果错过了这一治疗时机,就有可能使突出的髓核与椎管内的结缔组织、神经根发生粘连(纤维化、钙化),此时将难以改变突出物的方向或使之还纳复位,难以改变神经根的受压状态,其治疗和预后都是显而易见的。

腰椎间盘突出症的早期诊断,不但对其治疗效果,而且对其预后的好坏都是极其重要的。《素问·八正神明论篇》云:"上工救其萌芽,下工救其已成",即是此意。

大多数腰椎间盘突出症在发作之前常有一些预兆出现,如腰背部的不适等,若能捕捉这些预兆,及早诊断治疗,往往可以收到事半功倍的效果。再如腰椎间盘突出症患者,本病初期大多表现为腰部酸困不适,易被误诊为腰部软组织劳损。若误诊则失去了治疗的最佳时机,使病情日渐加重。腰椎间盘突出症初期损伤时,由于椎间盘突出引起损伤性炎性反应或缺血性改变,神经根受压而出现疼痛,若能及时诊断清楚并得到有效积极的治疗,可以迅速清除损伤性炎性反应,改善局部血液循环,消除神经根鞘水肿,改变神经根受压状态,症状迅速得以缓解,解除患者痛苦。反之,若诊断或治疗不及时,病久易使突出的髓核与椎管内的结缔组织、神经根发生粘连或者由于局部的损伤性炎性反应,局部渗出、水肿,久则形成纤维化、钙化组织、组织粘连,此时无论采用什么方法治疗,将难以改变突出物的方向或使之还纳、复位,难以松解受压、粘连的神经根,其预后是显而易见的。所以疾病的早期发现、早期诊断是非常重要的。

(二)早期治疗

当发现椎间盘退变时,能对椎体的稳定机制进行防护性治疗,不仅可以预防椎体失稳,也使椎间盘的退变和椎体失稳间的恶性循环被截断,遏止椎间盘的退变进程。

大量的临床资料表明,疾病病程的长短与预后及疗效有显著关系。病程短的,治疗效果好,预后也好,反之则差。因此明确诊断后,及早的、全面的、合理的治疗就尤为重要。在早期治疗中,要注意以下几个方面。

1.科学、合理的选择正确的治疗方法

腰椎间盘突出症是复杂多样的,腰椎间盘突出症的不同类型、不同病变阶段,治疗方法就不同。对不同类型的腰椎间盘突出症,治疗选取相应的恰当的方法,才能达到最佳临床疗效。

2.发挥中医特色,采用中西医结合疗法

中医学是个伟大的历史宝库,中医学在长期的医疗实践中,积累了丰富的综合治疗经验。如腰椎间盘突出症,可口服补肾壮脊、活血祛瘀止痛的中药,配合针灸、按摩,外贴膏药治疗,临床效果颇佳。面对复杂的病情,运用中西医结合的综合疗法,可相互取长补短,是提高临床疗效的重要手段。如近代发展起来的硬膜外腔中药灌注疗法,小针刀疗法、中药离子导入疗法等中西医结合疗法都具有很强的特异性治疗作用,只要正确掌握其适应证,其疗效是肯定的。

3.结合现代医学,优势互补

中医学与现代医学的结合是多方面的。腰椎间盘突出症的预防学,可从生理病理、疾病诊断及临床治疗等方面中西医优势互补。首先,将中医学对腰椎间盘突出症生理病理的宏观认识与现代病理学有关腰椎间盘突出症的微观理论结合起来,可切实有效地推动并指导临床研究的深入。其次,利用现代科学检测手段和中医学诊断方法相结合,对疾病进行多方位诊断,既可弥补中医对某些腰椎间盘突出症诊断的笼统性、不规范性,又能在辨病的基础上更好地发挥中医辨证的优势,进一步提高临床疗效。最后,在临床治疗学上,腰椎间盘突出症单纯用中医或西医的方法治疗,虽各具优势,又都有一定的局限性,只有中西医结合,优势互补,才能真正提高疗效,促进腰椎间盘突出症临床治疗学的不断发展。

（三）已病防变

《难经·七十七难》云:"上工治未病,中工治已病者,何谓也? 然:所谓治未病者,见肝之病,则知肝当传之于脾,故先实脾气,无令得受肝之邪。故曰治未病焉。中工者,见肝之病,不晓相传,但一心治肝,故曰治已病也。"意指治肝病时,当知肝木可能乘克脾土的转变规律,采用健脾和胃的方法,先充实脾胃之气,则"无令得受肝之邪",所谓"先安未受邪之地"就是清代医家叶天士根据《难经》的指导思想,为外感温热病提出的防治原则。这一法则在腰椎间盘突出症的治疗中也同样适用。如大量临床观察证明,腰椎间盘突出症患者大都有颈部急性损伤或慢性损伤史,说明该病是在颈椎退行性病变的基础上发生的,若能在颈部损伤时或疼痛时就积极有效的治疗,则可以预防腰椎间盘突出症的发生。所以全面了解腰椎间盘突出症发生、发展和转变规律,对其可能出现的病变采取必要的预防措施,有重要临床意义。

（四）差后防复

差后防复,是指疾病刚痊愈,正处于恢复期,但正气尚未复原,因调养不当,旧病复发或滋生他病者;或者是疾病的症状虽已消失,因治疗不彻底,病根未除,潜伏于体内,受某种因素诱发,致使旧病复发者所采取的防治措施。腰椎间盘突出症临床治愈后,由于其病理基础并未得以根本性改变,存在着复发的潜在因素,因而会在一定诱因下复发,应引起足够重视。

1.注意姿势和体位,注重劳动保护

不良的姿势和体位,易引起脊柱周围肌力失调,破坏脊柱的力学平衡,甚至形成结构性改变,若加之在生活和工作中用力过度及体位不当,极易引起腰背疼痛。因此在疾病治愈后,进行适当的、必要的劳动保护是预防腰椎间盘突出症的重要环节之一。具体方法是避免超负荷劳动,改善潮湿、弯腰等不良的工作环境和条件,选择适合脊柱生物力学的体位,脊柱疲劳后适当选择消除疲劳的方法如热水浴、理疗等。

2.注意药物调养

大病以后,脾胃之气未复,正气尚虚,除慎防过劳以外,每以补虚调理为主。对于腰椎间盘突出症来讲,中医学认为主要是肾精不足、骨及筋脉失养的基础上,或外感风寒湿邪,或脏腑损伤,寒湿内生而致,故疾病治愈后(症状消失后)应对其本进行有效调治,采用补肝益,养精血,强筋骨的中药内服,以使精血充盛,筋骨强壮,则病从根去。

3.防御外邪,顾护正气

病愈之后,正气未全复,抵抗力弱,故防御外邪显得尤为重要。首先,“正气存内,邪不可干”,要从培育正气,增强体质,增强机体免疫力入手;其次,“虚邪贼风,避之有时”,要在生活和工作中,注意改善环境,以防外邪侵袭。

4.运动锻炼

腰椎间盘突出症治愈后(临床症状疼痛消失),采取科学、合理的功能锻炼,可增进腰椎周围肌肉的活力,加强腰椎关节的稳定性;保证并增强腰椎周围组织的血液循环,加速组织代谢产物的排除,以利于修复肌肉、筋膜的损伤;改善或消除组织粘连,进一步恢复和加强关节功能,并能消除疼痛原因。凡此种种,对增强体质,提高机体抗病、康复能力,预防疾病的复发都有重要意义。注意根据脊柱病的不同或病理阶段不同选择恰当的锻炼方法,运动量要适度,既要避免疲劳过度,又要有一定的锻炼效果。

参考文献

［1］邹丽妍.中医内科临床实践［M］.长春:吉林科学技术出版社,2020.

［2］郭学峰.精编中医内科疾病诊疗［M］.哈尔滨:黑龙江科学技术出版社,2020.

［3］蒋相虎.实用中医内科辨证精要［M］.哈尔滨:黑龙江科学技术出版社,2020.

［4］倪青,王祥生.实用现代中医内科学［M］.北京:中国科学技术出版社,2019.

［5］李洁.中医内科临床治疗学［M］.长春:吉林科学技术出版社,2019.

［6］伊善君.中医内科疾病诊断与治疗［M］.长春:吉林科学技术出版社,2019.

［7］刘善军.实用中医内科基础与临床［M］.北京:科学技术文献出版社,2020.

［8］姜德友,周雪明.中医内科疾病源流考［M］.北京:科学出版社,2019.

［9］康乐霞.现代中医内科学研究进展［M］.哈尔滨:科学技术出版社,2019.

［10］许宏霞.临床中医内科诊疗研究［M］.北京:科学技术文献出版社,2019.

［11］马宁.现代中医内科诊疗进展［M］.长春:吉林科学技术出版社,2020.

［12］张茂雷.中医内科常见病诊疗精粹［M］.北京:金盾出版社,2019.

［13］王玉光,史锁芳.中医内科学［M］.北京:人民卫生出版社,2020.

［14］王东新.现代中医内科辨证精要［M］.哈尔滨:黑龙江科学技术出版社,2019.

［15］全小明.中医常见病护理健康教育和康复指导［M］.北京:人民卫生出版社,2021.

［16］步运慧.现代中医内科诊治精要［M］.北京:科学技术文献出版社,2020.

［17］晋松.中医特色康复适宜技术［M］.成都:四川大学出版社,2021.

［18］宋五香.常见病症中医内科诊疗实践［M］.北京:科学技术文献出版社,2020.

［19］何清邻.现代中医临床［M］.长春:吉林科学技术出版社,2019.

［20］严兴茂.中医内科临床诊疗学［M］.哈尔滨:黑龙江科学技术出版社,2019.

［21］张秀霞.中医内科常见病诊疗学［M］.哈尔滨:黑龙江科学技术出版社,2020.

［22］庞国明,张胜强,刘增省.中医急诊急救指南［M］.北京:中国医药科技出版

社,2019.

[23] 华强,李哲编,夏文广,等.脑卒中运动障碍中西医结合康复诊疗指导[M].武汉:湖北科学技术出版社,2021.

[24] 陈新宇,张永涛,潘涛.中医内科学[M].北京:中国中医药出版社,2020.

[25] 张文海,李丽,徐立娜,等.中医内科常见病诊疗与康复[M].哈尔滨:黑龙江科学技术出版社,2021.

[26] 田磊.中医内科学[M].北京:中国中医药出版社,2019.

[27] 王冬.现代中医内科辨证治疗学[M].天津:天津科学技术出版社,2019.

[28] 郑世章.中医内科疾病诊治思维[M].北京:科学技术文献出版社,2019.

[29] 王学工.实用中医内科辨证诊疗[M].北京:科学技术文献出版社,2019.

[30] 张丽军.实用临床中医内科学[M].天津:天津科学技术出版社,2020.

[31] 李和根,吴万垠.中医内科学[M].北京:人民卫生出版社,2020.

[32] 孙以民.实用中医特色疗法与康复理疗[M].哈尔滨:黑龙江科学技术出版社,2021.

[33] 王少英.临床中医诊疗精粹[M].北京:中国纺织出版社,2020.

[34] 刘洪超.临床常见疾病的中医诊治[M].沈阳:沈阳出版社,2020.

[35] 杨辉,王宏刚,钱玉莲.中医内科诊疗学[M].南昌:江西科学技术出版社,2019.

[36] 曾纪超,李爱民,李莲英,等.吴茱黄汤联合艾灸治疗厥阴寒证眩晕的临床研究[J].中国医药科学,2022,12(1):72-75.

[37] 王艳杰,张丽娟.近5年脑卒中康复治疗领域研究热点的文献计量学分析[J].循证护理,2022,8(4):500-505.

[38] 潘瑶,朱虹.朱虹运用孔圣枕中丹治疗健忘的经验浅析[J].中国民间疗法,2021,29(23):37-39.

[39] 刘艳芳,赵逸菲,孙俊波,等.益气养阴、活血化瘀法联合西药治疗气阴两虚、瘀血阻络型消渴病肾病的疗效及对生化指标的影响[J].中医研究,2022,35(9):29-33.

[40] 刘淑梅,阳建军.清营汤合生脉散加减治疗脓毒症(热入营血证)的临床研究[J].中国中医急症,2021,30(2):309-311.